家でも外でも

転ばない体を2ヵ月でつくる！

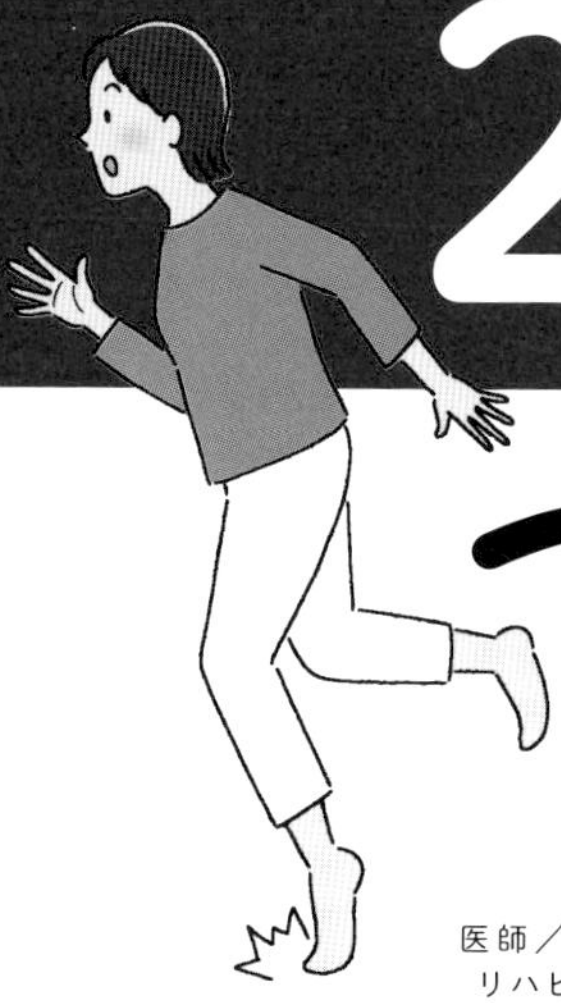
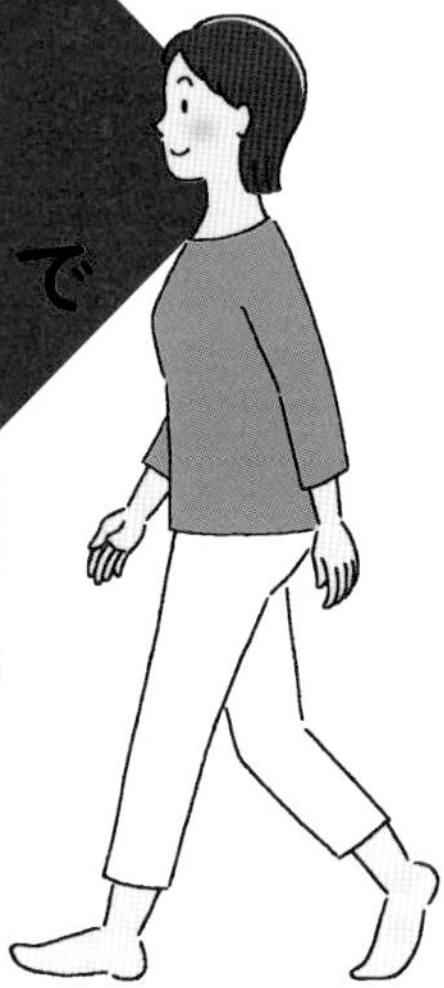

安保雅博

医師／東京慈恵会医科大学附属病院副院長
リハビリテーション科診療部長／主任教授

中山恭秀

理学療法士／東京慈恵会医科大学附属病院
リハビリテーション科技師長／准教授

すばる舎

はじめに

この間、学会で若い医局員と会場を歩いていたら、つまずいて転びそうになり、床に手をつきました。周りにほとんど人がいなかったので、醜態をさらすことを免れました。

「年とともにアキレス腱は固くなるから、ストレッチをして、私ども医局員のご指導共々、しっかりご自身の体調管理をしてください」

と、笑いながら若い医局員に言われました。

これは明らかな、つまずきによる転倒です。忌憚なく何でも言っていいと指導しているので仕方ないですが、ご指示の通り、通勤時に使用する何本もの長いエスカレーターで、後ろの人に迷惑をかけないようにしながら、しっかり毎日アキレス腱を伸ばしている自分がいます。

新型コロナウィルスの影響で、東京から故郷の実家に帰省するのも、安全のため行くのを控え、行き方なども相談しないといけない状況になっていますが、運良く合間を見つけて帰ることができました。

実家で、平均寿命を少し超えた母と話をしていたら、急にリンゴをむいてあげると言って、母が立ち上がろうとしました。けれども、立てなくて、両膝がドスンと音を立てて床についてしまいました。

ヒエーとなり診察しましたが、打撲で済みました。これは明らかな筋力低下とバランス障害による転倒です。

転倒とはなんぞやと言っても、明確な定義はありません。動いていたりしたときに、つまずいたり、よろけたり、いろいろな原因で足裏以外のところが地面や床についた状態のことを言うと判断してください。

転倒にはいろいろな原因があります。予防できるものもあるし、わかっていても予防できないものがあります。みなさん、転んだことあるでしょう。

転倒をしない、転倒をゼロにすることは絶対に不可能です。「すべての転倒は予防可能ではない」ということになります。

大切なのは「予防可能な転倒の発生をなくす」ことなのです。そして、骨折しないということになります。

本書は、私が診療部長を務めるリハビリテーション科の理学療法士、中山恭秀技師長との共著です。主に1・6章を私、2~5章を中山技師長が担当しました。リハビリテーションの現場から、転ばないための体づくり、生活環境の工夫を解説しています。

読者のみなさまの参考になれば幸いです。

安保雅博

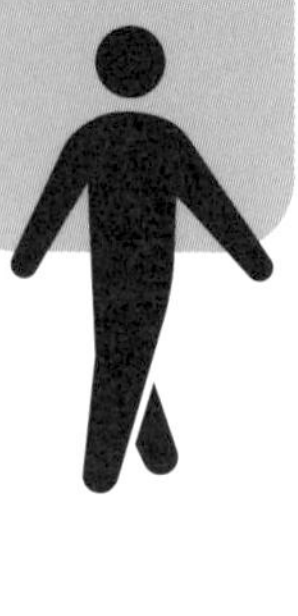

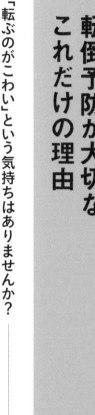

第2章 なぜ転ぶのか。どうしたら転ばないのか

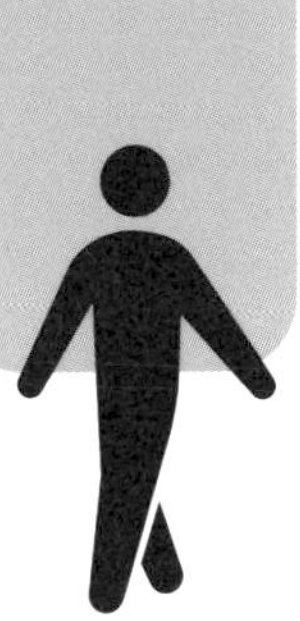

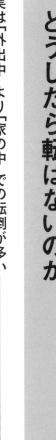

第3章 2カ月で転ばない体に！ 簡単トレーニング①バランス強化

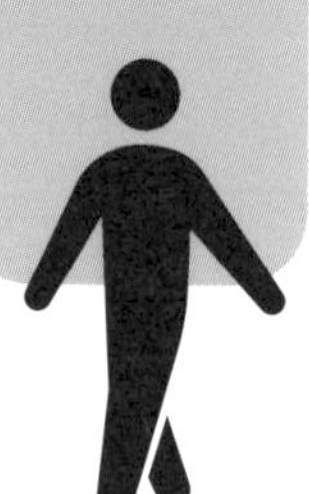

第4章

2カ月で転ばない体に！簡単トレーニング②筋力強化

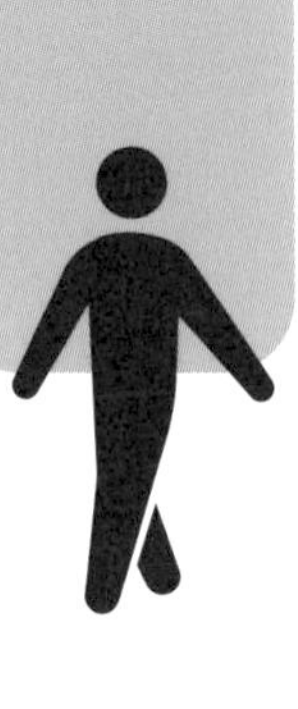

第5章 効果大！転倒を避ける生活環境づくり

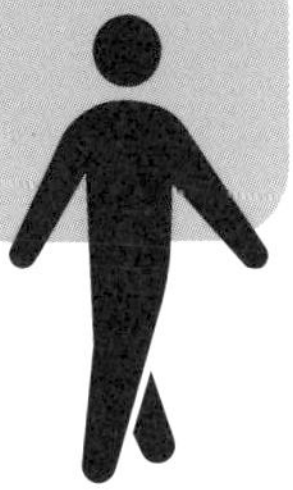

第6章 転んで骨折したときの最先端の治療方法

第1章

転倒予防が大切な、これだけの理由

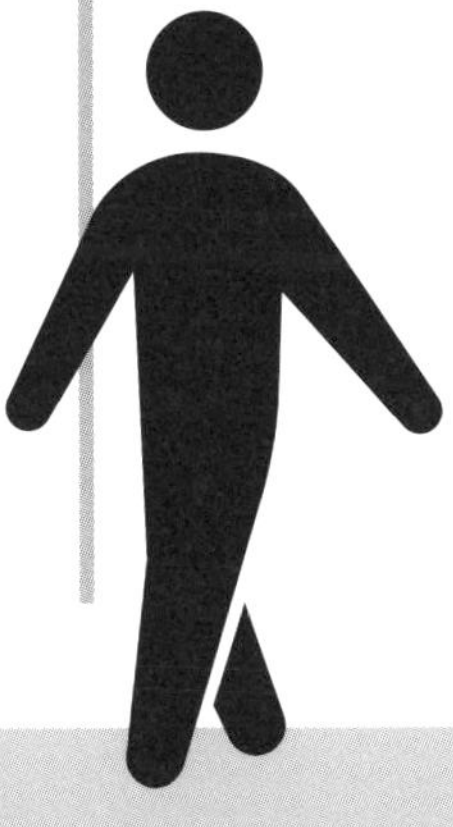

「転ぶのがこわい」という気持ちはありませんか？

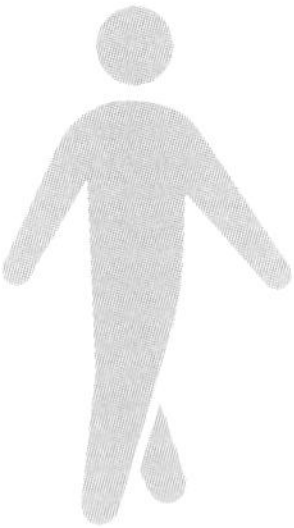

電車で、人混みで、階段で…

転倒と言うと、「すっころぶ」というイメージを持たれるかもしれませんが、定義としてはあまりはっきりしていません。

転ばないことが一番ですが、転ばなくても、つまずいて転びそうになったり、滑って転びそうになったり、といった「ひやりとする」経験はよくあるでしょう。

電車で、人混みで、階段で。人がぶつかってきたら、と思うとこわい。なんとなく足元がおぼつかない。「転んだらどうしよう」「転ぶのが心配」……そう思うことはないでしょうか。

若いときはこわくもなかったし、心配もしなかった転倒が、年を重ねるにつれ、恐怖の対象になっている……。それは多くのシニアの方が抱く気持ちであり、当然のことでもあります。

東京消防庁は、「ころぶ」ことを「倒れた際に高低差の移動を伴わず受傷したもの」としています（「受傷」＝事故で傷を受けること）。ちなみに、「倒れた際に高低差の移動を伴って受傷したもの」は「落ちる」と分類されます。

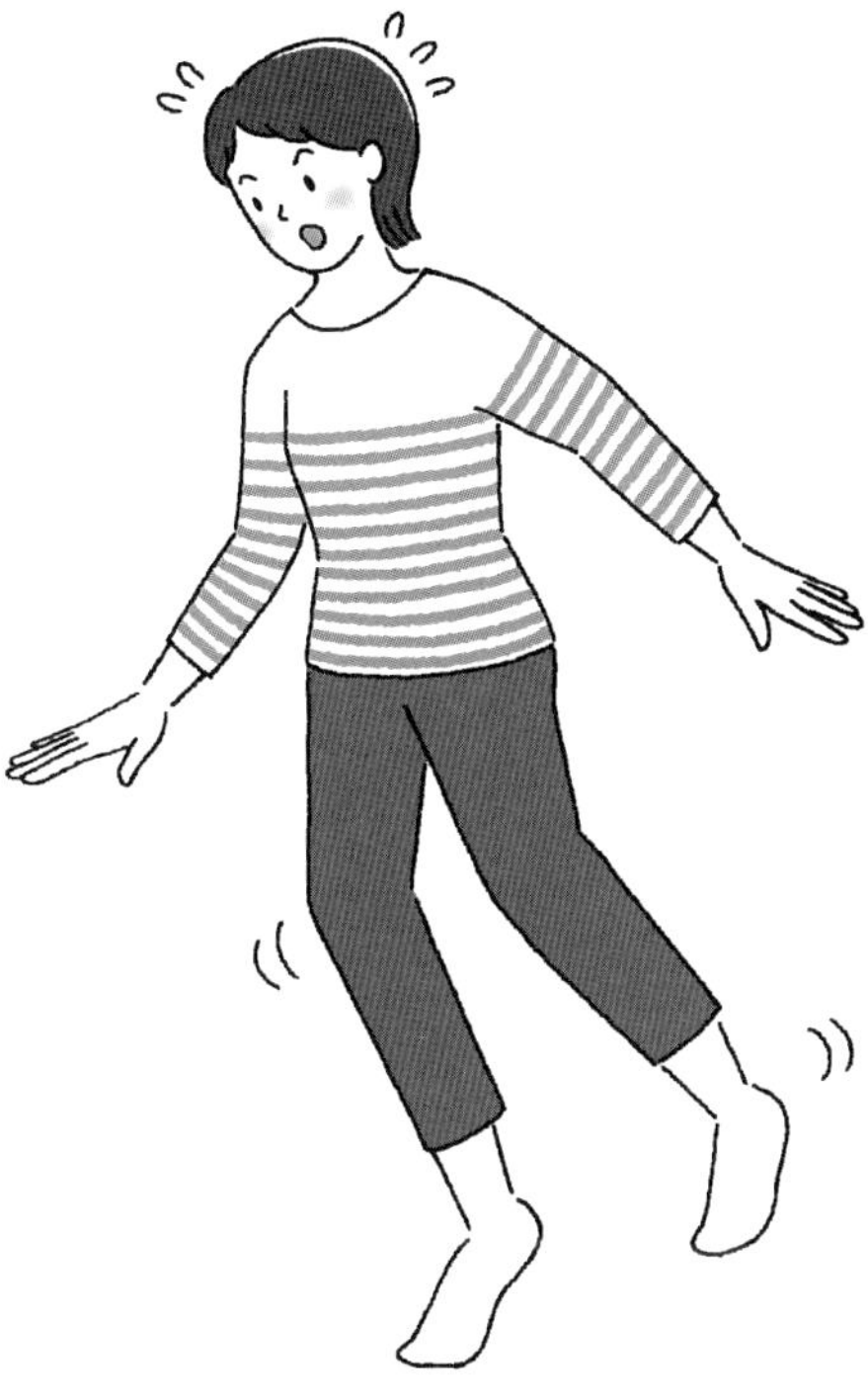

ふらついて、ひやり…

年齢層別救急搬送人員

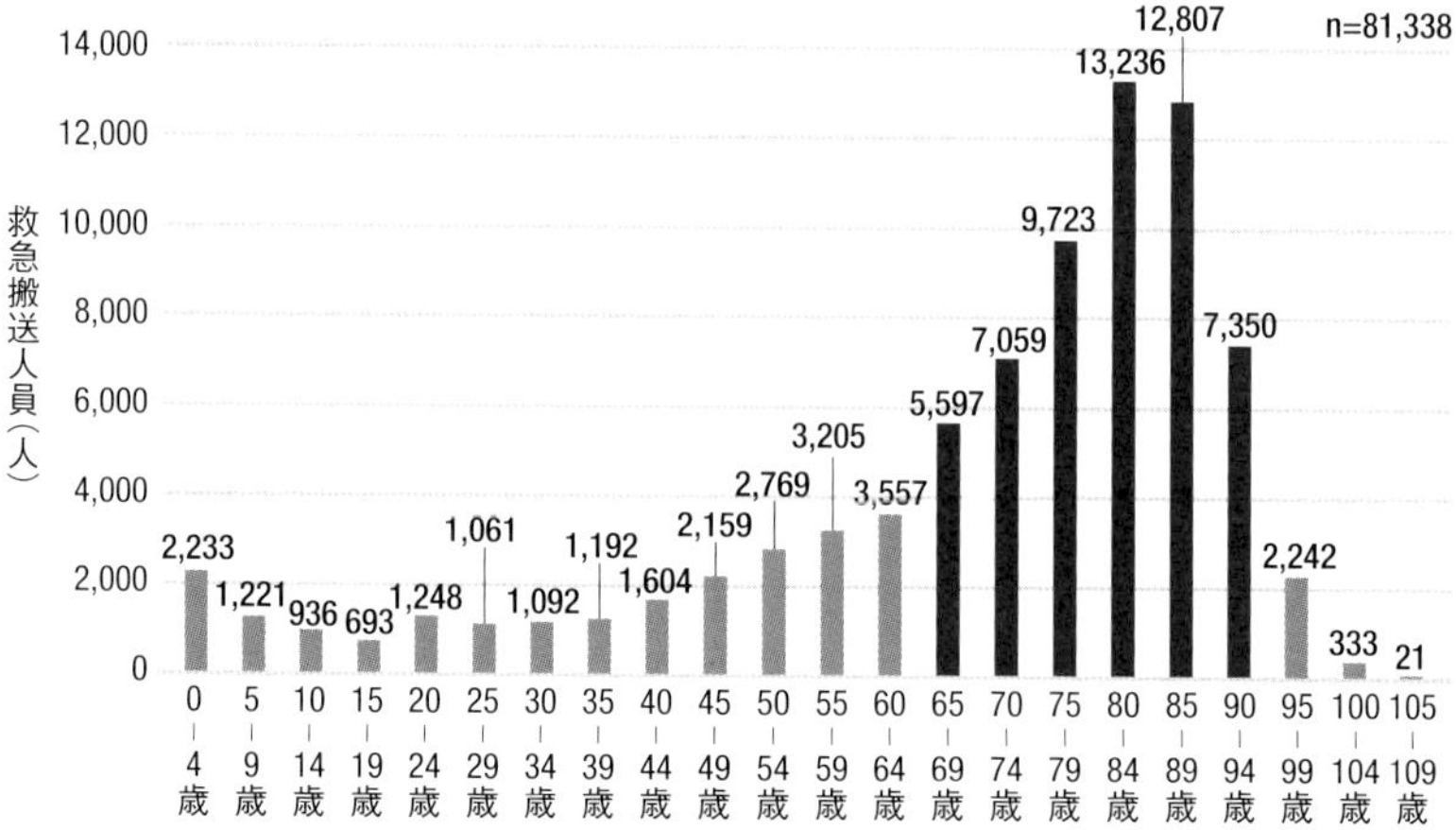

出典：平成30年　東京消防庁防災部防災安全課「救急搬送データからみる日常生活事故の実態」

この東京消防庁の防災部防災安全課から、毎年「救急搬送データからみる日常生活事故の実態」が報告されているのをご存じでしょうか。

平成30年（２０１８年）中に東京消防庁管内で、日常生活で起きる様々な事故により約14万４千人が救急搬送されています。そのうち半数以上が、65歳以上の高齢者です。

そして、高齢者の事故による救急搬送の原因は、約８割が転倒・転落になっています。

年齢とともに転倒事故は増加

消費者庁は、東京消防庁のこの「救急

事故種別ごとの高齢者の救急搬送者数（平成28年）

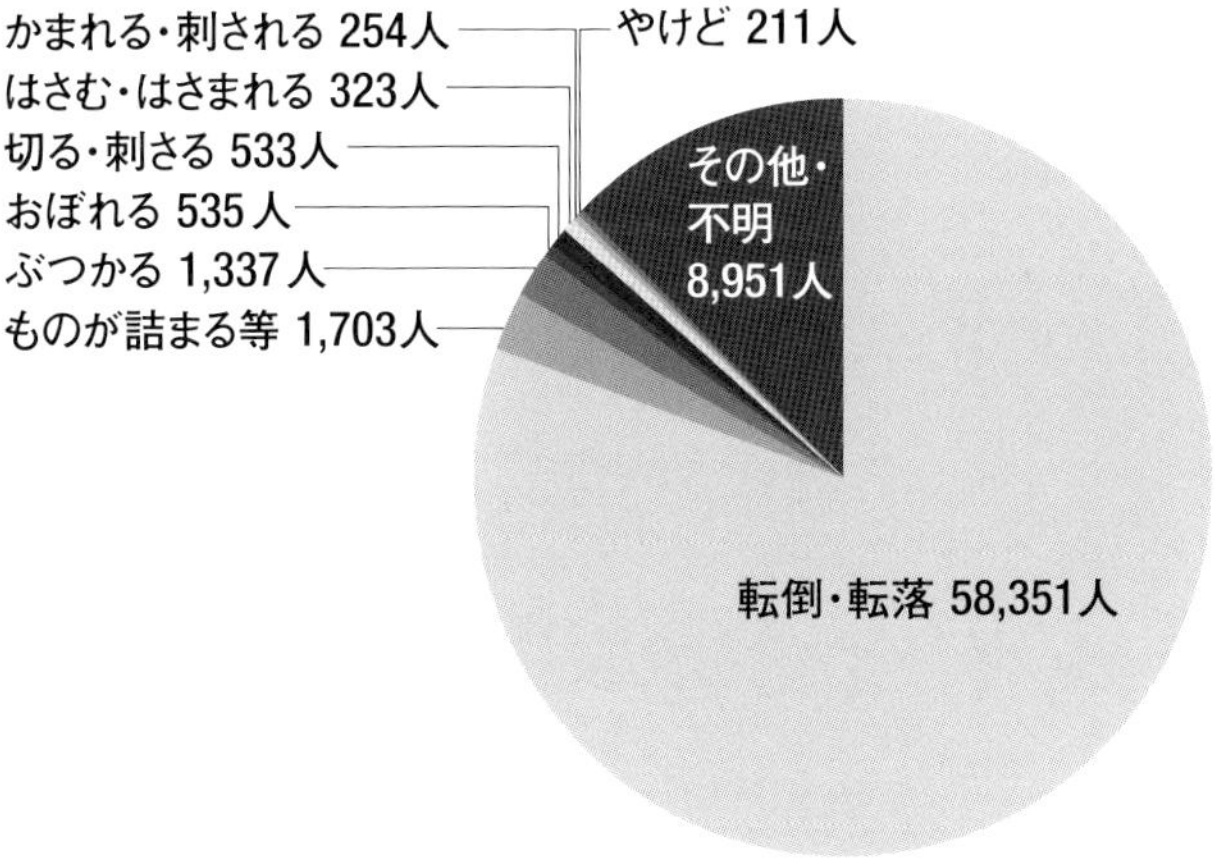

高齢者の「転倒・転落」による死亡者数（3年ごと）

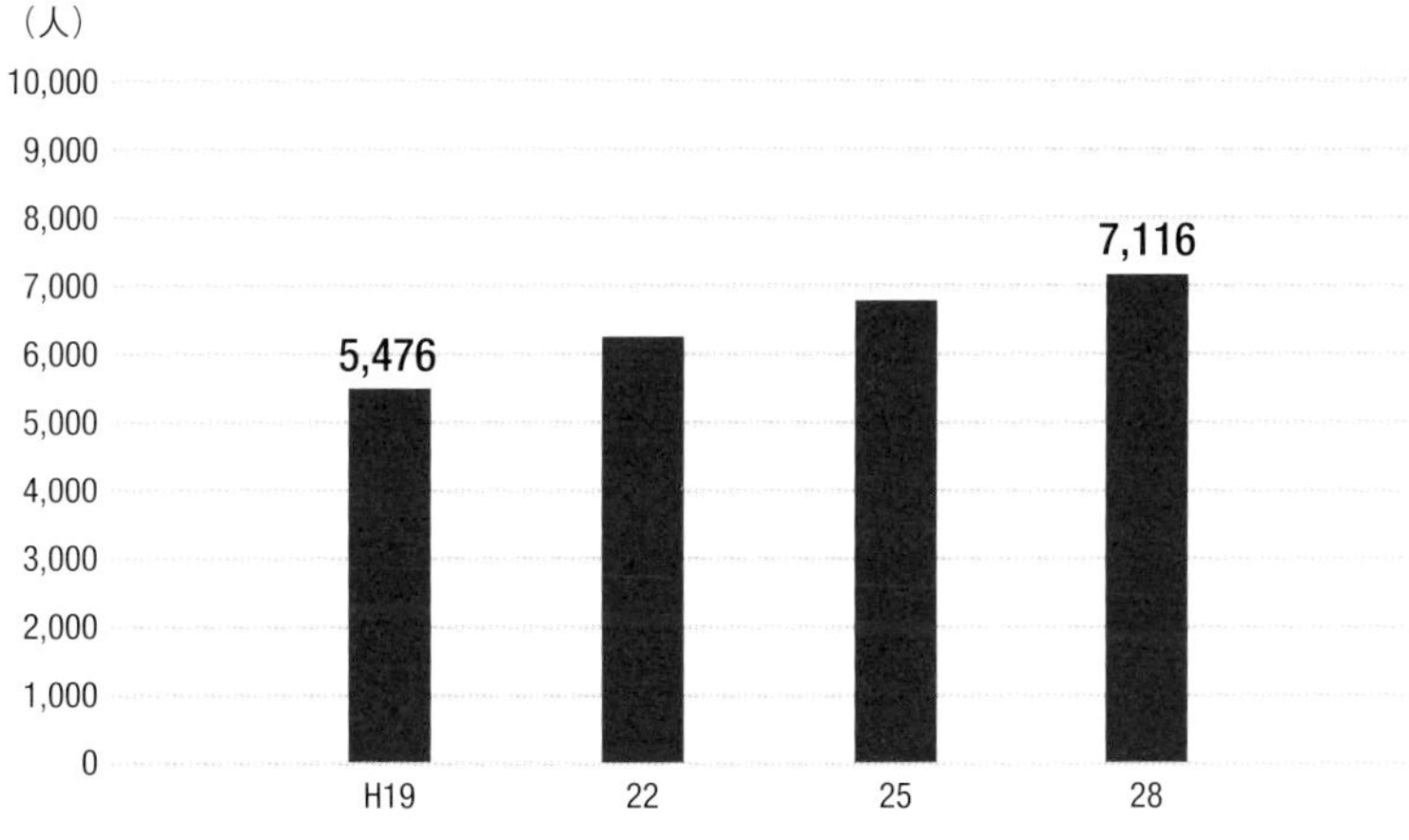

出典：平成30年　消費者庁「高齢者の事故の状況について」

搬送データ」を数年間分解析し、興味深いことを述べています（平成30年「高齢者の事故の状況について」）。

・年々、転倒転落による死亡者数が増加していること
・高齢者の「転倒・転落」の救急搬送者数のうち、約40％が中等症以上（生命の危険がないが入院を要するもの）であること
・高齢者は、前期高齢者（65歳から）と後期高齢者（75歳から）に分けられるが、ここ最近、75歳以降、5歳年齢が上がるごとに人口10万人当たりの死亡者数はほぼ倍増する傾向にあること

年をとればとるほど、「転倒・転落」の事故が増え、危険性も高まるということです。「転んだらどうしよう」「転ぶのがこわい」というのは、統計的にも合っている実感なのです。

子供も若者も転ぶ。でも高齢者の転倒が危ないのは…

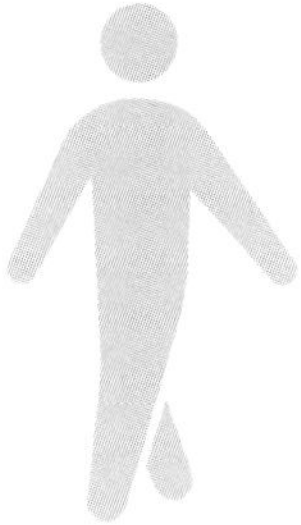

骨折しやすいから

とはいえ、転倒は高齢者だけではなく、若い人もしています。先の東京消防庁の報告書でも、あらゆる年齢層で「ころぶ」事故が一番の救急搬送原因になっています。

ただ、若いときには、仮に人にぶつかってよろけても、とっさに踏みこたえられるだけの筋力や反応スピード、バランス能力があり、転倒に至らないことも多いものです。また、体が柔軟なため、たとえ転んでもダメージが少ない「上手な転び方」ができたりします。

しかし、高齢になると、よろけたら踏みこたえられず、そのまま倒れてしまう。それもダメージの大きい転び方に……となってしまいがちです。

問題は、転倒の結果「骨折する」ことです。

年齢とともに、若いときより骨がもろくなってきます。骨がスカスカになる骨粗鬆症《こつそしょうしょう》の人も少なくありません。もろくなった骨は、非常に骨折しやすいのです。

「転倒がこわい」というのは、「転倒して骨折するのがこわい」ということでもあります。

転倒をして骨折してしまう部分もいろいろあります。代表的なのは手首、上腕骨《じょうわんこつ》（いわゆる二の腕の骨）、股関節《こかんせつ》（太ももの付け根）になります。

手首と股関節の骨折の違いがわかりますか？　**転んで、防御のために手が出るようならば手首などの骨折。残念ながら、手も早く出なくて転倒すると、股関節の骨折になる場合がほとんどです。**

若い人も転倒で骨折しますが、手首や腕が多いのです。とっさに手が出るためです。一方、高齢者は手が出ず、そのまま地面に倒れて腰を打ちつけて股関節骨折、という感じになってしまいます。

高齢者も個人差があり、筋力やバランス能力が少し低下した程度の人は手首、それなりに筋力やバランス能力が落ちてしまった人が股関節の骨折をしてしまう、と判断

現在の要介護度別にみた介護が必要となった主な原因（上位3位）

（単位:%）　　2019年

要介護度	第1位		第2位		第3位	
総数	認知症	17.6	脳血管疾患（脳卒中）	16.1	高齢による衰弱	12.8
要支援者	関節疾患	18.9	高齢による衰弱	16.1	骨折・転倒	14.2
要支援1	関節疾患	20.3	高齢による衰弱	17.9	骨折・転倒	13.5
要支援2	関節疾患	17.5	骨折・転倒	14.9	高齢による衰弱	14.4
要介護者	認知症	24.3	脳血管疾患(脳卒中)	19.2	骨折・転倒	12.0
要介護1	認知症	29.8	脳血管疾患(脳卒中)	14.5	高齢による衰弱	13.7
要介護2	認知症	18.7	脳血管疾患(脳卒中)	17.8	骨折・転倒	13.5
要介護3	認知症	27.0	脳血管疾患(脳卒中)	24.1	骨折・転倒	12.1
要介護4	脳血管疾患(脳卒中)	23.6	認知症	20.2	骨折・転倒	15.1
要介護5	脳血管疾患(脳卒中)	24.7	認知症	24.0	高齢による衰弱	8.9

注：「現在の要介護度」とは2019年6月の要介護度をいう。

出典　厚生労働省「2019年　国民生活基礎調査の概況」

してもいいかもしれません。

寝たきりにつながることも

若い人なら、骨折しても治りが早いものですが、高齢者はなかなかそうもいきません。

上の表は、介護保険の要介護になった原因です。認知症や脳卒中が多いですが、「骨折・転倒」も少なくありません。**要支援、要介護とも原因疾患の第3位**になっています。ここで言う「骨折」は、ほとんどが転倒による骨折です。

転倒によって股関節を骨折すると、足の付け根の骨ですから、直接的に歩けなくなります。手術適応のものは早急に手術を受けてもらうことになります。

最終的に治癒する骨折でも、安静にしていたために筋肉が衰え、**「廃用症候群《はいようしょうこうぐん》」**となることもしばしば残念ながら、経験します。結果的に、それが寝たきりにつながることも多いのです。

転倒しても骨折をしたくないものです。

転んだ経験が引き起こす「転倒後症候群」とは？

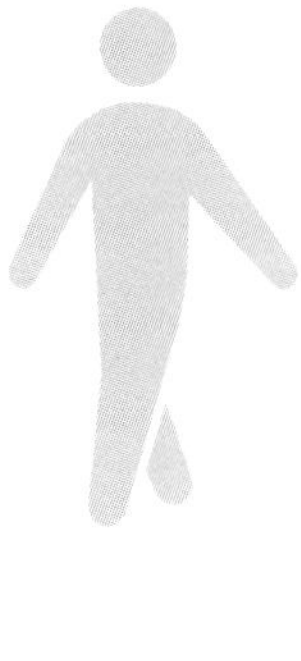

「また転ぶかも」とこわくて外出しなくなる

転倒を経験したことによって、**「転倒後《てんとうご》症候群」**になる人も少なくなりません。

「また転ぶかもしれない」という転倒恐怖感を抱き、外出を過剰に控えるなど活動性が低下し、あまり動かなくなり、廃用症候群などいろいろな障害を併発するものが、転倒後症候群です。

外出しなくなる結果、筋力が低下し、ますます転びやすくなる悪循環と言ってもいいでしょう。

転倒経験者のうち32％が、転倒恐怖感を自覚するという調査結果もあります。

私は脳卒中後のリハビリテーションに関与することが多いのですが、若い患者さんでも高齢の患者さんでも、脳卒中後の患者さんが転倒すると、骨折していないし麻痺なども悪くなっていないのに、歩きにくくなることがよくあります。ひどい場合は、足が出なくて歩けなくなってしまうのです。

歩けていたのに、急に歩けなくなった。どこに行っても良くならない……と、毎年のように相談を受けます。

脳卒中の後遺症などにより、そもそも歩行するのに努力が必要な人は、**一度転倒を経験すると、歩くことに防御機能が働くようになります**。

こわいと身がまえますよね。そうすると、腰が引けるわけです。腰が引けると、バランスをとるために頭が前のほうになります。要するに、背筋を曲げたスクワットをしているような状況になります。そんな状況で足が前に進むでしょうか。

とはいえ、原因さえわかれば、修正に関する時間は罹患《りかん》の期間にもよりますが、ほとんどの場合良くなります。

必要以上に怖れない！転倒は予防が十分可能

家に閉じこもっては他の病気になってしまう

転ぶ可能性はゼロにはできません。年齢とともに、転倒するリスクは高まります。とくに65歳から増大し、75歳からさらに増大します。

しかし、転倒を怖れて家に閉じこもってしまっては、本末転倒です。転倒はしなくても、不活動で他の病気になってしまう可能性が高まります。

大切なのは**「予防可能な転倒の発生をなくす」**ことです。そして「骨折しない」ことです。

CDC（米国疾病管理予防センター）がパンフレットとして公開している「What You Can Do to Prevent Falls」（転倒を防ぐためにできること）で、転倒予防に何をすべきかが非常に上手くまとめられています。

大切なのは4つあるとしています。これをあげて、少し他の報告などで説明します。

①飲んでいる薬をきっちり評価してもらうこと

転倒の要因のひとつとして、「薬物要因」があげられます。

これは向精神薬や抗不整脈剤や利尿剤など、多くの薬物が関わっている場合があります。Robbinsらによると、下肢《かし》筋力低下、不安定なバランス、内服薬を4剤以上使用という3要因が、転倒の発生に大きく関与すると言っています。

これらの危険因子がいずれもない場合には、転倒率は12％であったのに対し、すべてある場合には100％に達したと報告しています。

不適切な薬の質や量により、バランス障害や筋力低下が起こります。

②バランス能力と筋力を改善しなさい

これは次章以降で詳しく解説していきます。

③1年に1回は眼科医のチェック、足の具合や適切な靴のチェックが必要です

白内障や緑内障があったり、視力が落ちていたりすると、視野が狭くなり、転倒する可能性も高くなります。また、足の具合をチェックして、適切な靴でないと、これもまた転倒の可能性を高くします。

④ 家の中を安全にしてください

転倒するのは、実は家の中が多いのです（32ページ参照）。事故要因別に見ると、家庭内では、「居室」「階段」「廊下」「玄関」「ベッド」などで転倒することが多くなっています。海外でも同様のようです。

ＣＤＣでは、下記のようなことをすすめています。

・廊下や階段の歩く場所から紙、本、服、靴などつまずく可能性のあるものを排除すること
・ラグを取り除くか、両面テープを使用してラグが滑らないようにすること
・ステップスツールを使用せず、頻繁に使用するアイテムはキャビネットに保管すること
・浴槽やトイレに手すりをつけること
・浴槽とシャワーの床で滑り止めマットを使用すること

・年をとると見えにくくなるので、照明を明るくする必要があること
・軽量のカーテンやシェードを吊すなどして、まぶしさを軽減すること
・すべての階段に手すりとライトを取りつけること
・家の中でも外でも、よくフィットした靴を履くこと

こうした家の中の環境を整える方法については、第5章で詳しく述べます。

万が一骨折しても今は良い治療法が

本書のタイトルは「転ばない体をつくる」ですが、最終的には「転ぶのがこわくなくなる」のが理想です。

転ぶのがこわくなくなれば、積極的に外に出かけていき、毎日を生き生きと楽しく過ごせます。**外に出かけていけば、活動量も増え、自然と筋力もつき、ますます転ばない体になります。**

転んだ先の骨折が何よりこわいわけですが、仮に転んでも絶対に骨折するというわ

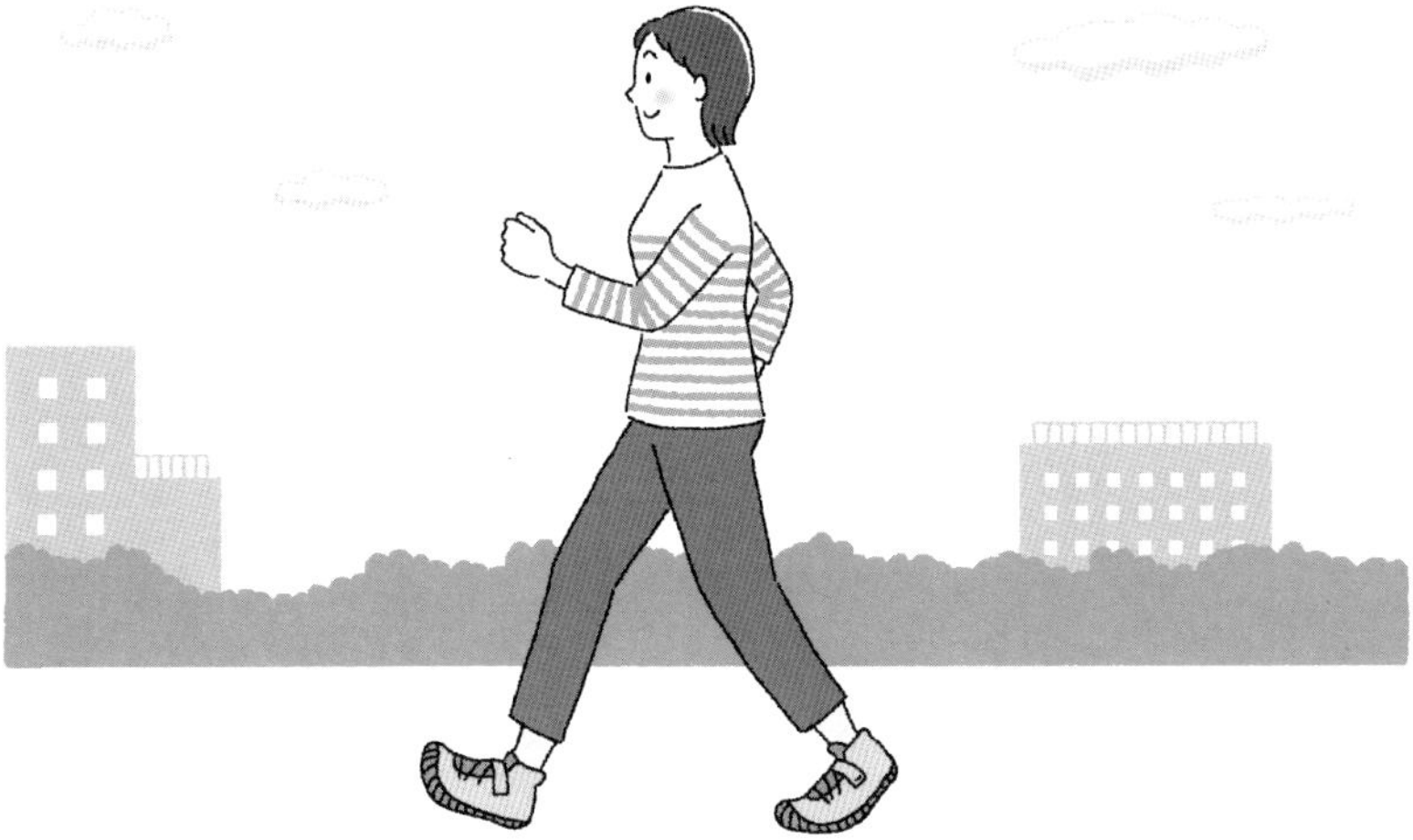

けではありません。

もちろん用心するに越したことはありませんが、本書の方法を実践することで、転倒の確率はぐっと下がってきます。

今日の医学的リハビリテーションはとても成績が良くなっており、骨折しても十分に社会復帰できることが多いです。

しかし、何より転ばない体になれるようにと願います。もし万が一にも骨折してしまった場合の手術方法については、第6章で解説します。

第2章

なぜ転ぶのか。どうしたら転ばないのか

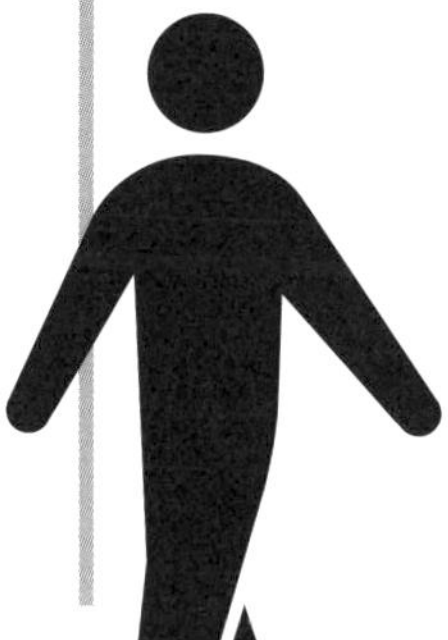

実は「外出中」より「家の中」での転倒が多い

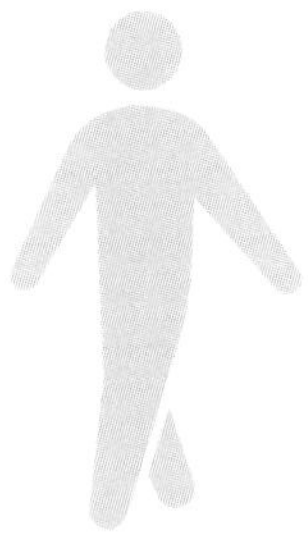

約7割。なかでも自分の部屋が3割

東京慈恵会医科大学リハビリテーション科が「転倒により大腿骨《だいたいこつ》を骨折した患者さん」から聴取したデータによると、転倒の状況はその方の「活動範囲」によって異なることがわかっています。

実は、高齢者の転倒の多くは「屋内」で起きているのです。

意外ではありませんか？　屋外での転倒のほうが多いように感じるかもしれません。外出中に、人混みで、駅の階段で……といったイメージです。私たち専門家も、結果を解釈するまではそう思っていました。

しかし実際には、約7割の方が家の中で転倒し、股関節の骨が折れてしまっています。ちなみに、その中でも自分の部屋での転倒が、約3割と多くなっています。

転倒するきっかけで一番多いのは「歩行」です。歩いているときに転ぶのですね。ちょっとした段差、障害物につまずいて転ぶ。床がつるつるしたフローリングだったり、濡れていたりして、滑って転ぶ。これは屋外で多いですが、人にぶつかって転ぶこともあります。

こうした「外部からの力」が加わらなくても、ただ歩いているだけでふらついてしまったり、足元がもつれてよろけてしまったり、といったことで転倒するケースもあります。

歩行時、立ち上がり時…転倒は日常生活で起こる

次に多いのが、「立ち上がり・立位」での転倒です。立った状態で転ぶのです。

立ったままズボンなどを履こうとしたとき、棚の上のものをとろうとしたときなどです。少し機能が低下して屋外での活動が少なくなった方では、夜間にトイレに行く際や、朝起きたときの立ち上がり時、などが多いようです。

いずれも、転ぶこととあまり関係がなさそうな、何気ない動作ですよね。ごく日常

的な行動です。それによってバランスを崩す。そして、「転んで、足の骨が折れる」というのが現実なのです。

ここから言えるのは、普通の生活をしている中に、どなたにも区別なく転ぶ要素があるということです。**「転倒は日常生活で起こる」**のです。

では、その要素はどのようにして、みなさんの身に降りかかってくるのでしょうか。もちろん、日常生活上の何気ない動作が、突然難しいものに変化するわけではありません。そう、変化しているのはみなさんのほうなのです。

年を重ねたことで起きる、体の様々な機能の低下です。若いときには当たり前にできた、何でもない動作でバランスを崩し、転倒につながります。

私はまだ若いと思っていても、体がそう言っているわけではありません。我々の頭（大脳）が「できる」と判断しても、体の機能がその要求にこたえられず、ついていけないのです。

転倒により大腿骨を骨折した患者さんの転倒場所

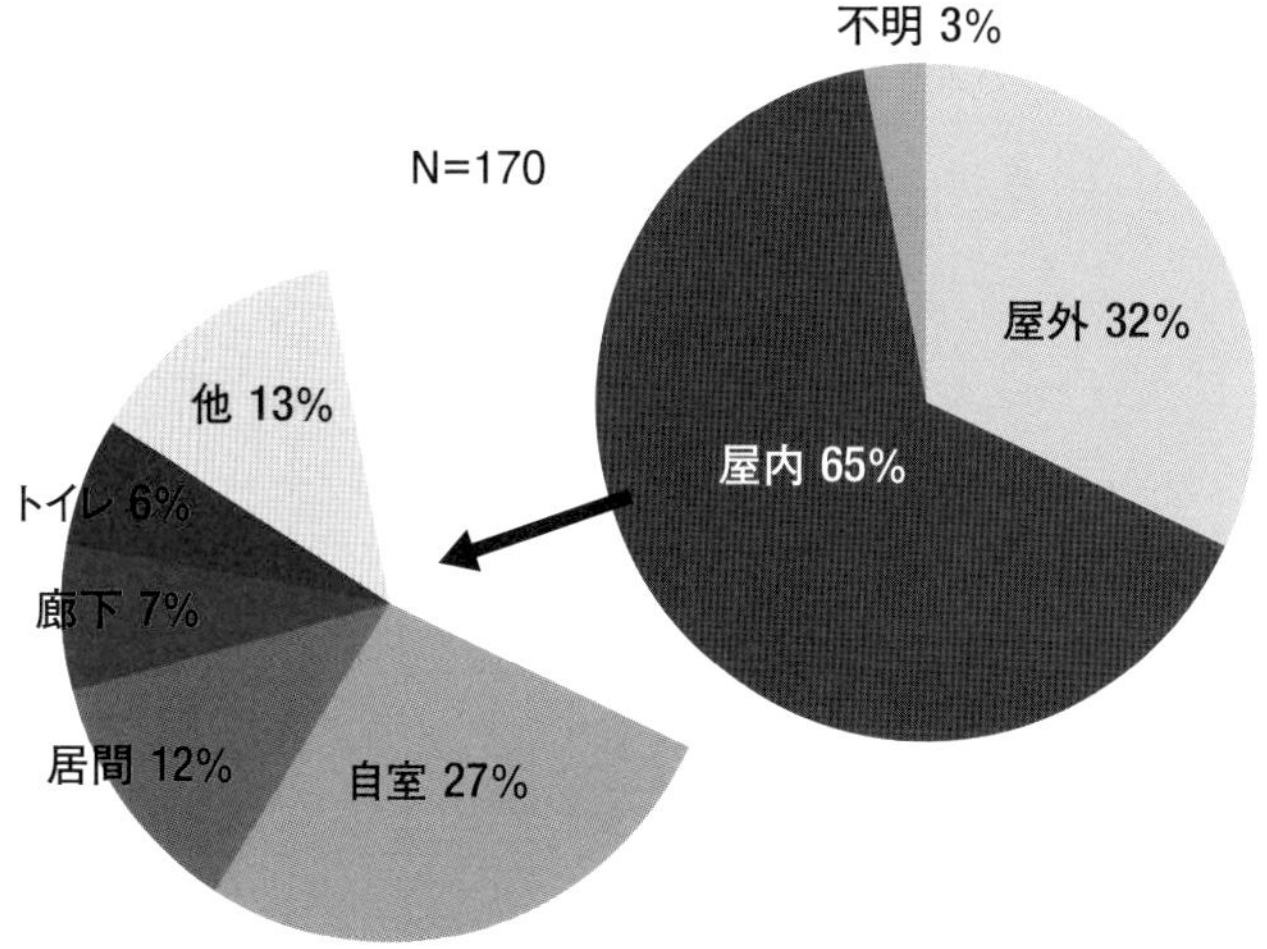

転倒のきっかけ

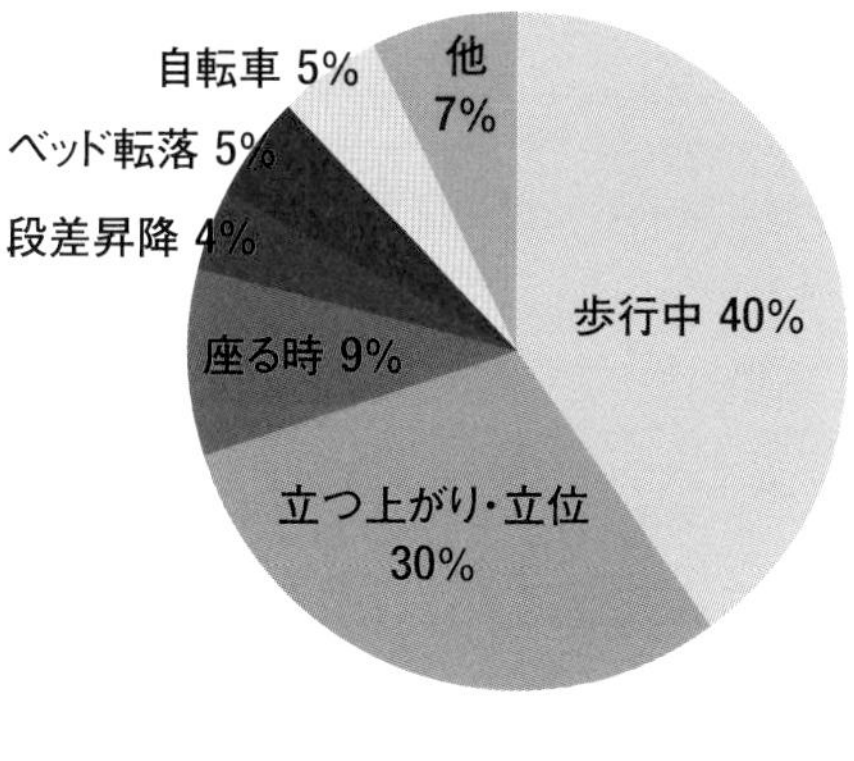

出典：東京慈恵会医科大学附属第三病院

「バランス能力の低下」が主な原因

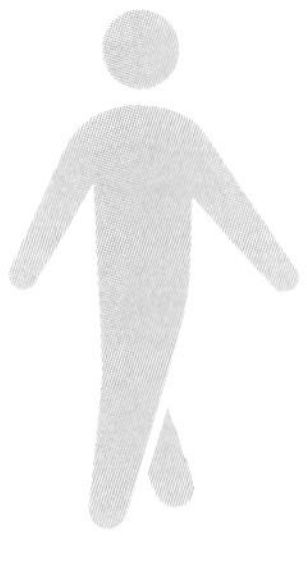

2本足で立って歩く人間の姿勢はもともと不安定

人間の二足歩行は、もともと不安定です。

人間は四足歩行から進化したとされています。多くの動物が四足歩行ですよね。2本足はごく限られた動物で可能で、常に2本足での歩行が可能なのは人間だけです。

4本の足で体を支えるのは、非常に安定性があるのです。椅子を思い浮かべればわかりやすいかと思います。**空間で物体を安定させるには、3点以上の支持が必要とされています。**支点が増えるほど、重心は空間で安定します。

3本でも安定性は高いです。三輪車で転ぶことはなかなかないでしょう。ところが、これが2本で支えるとなると、とたんに不安定になります。

倒立振り子モデル

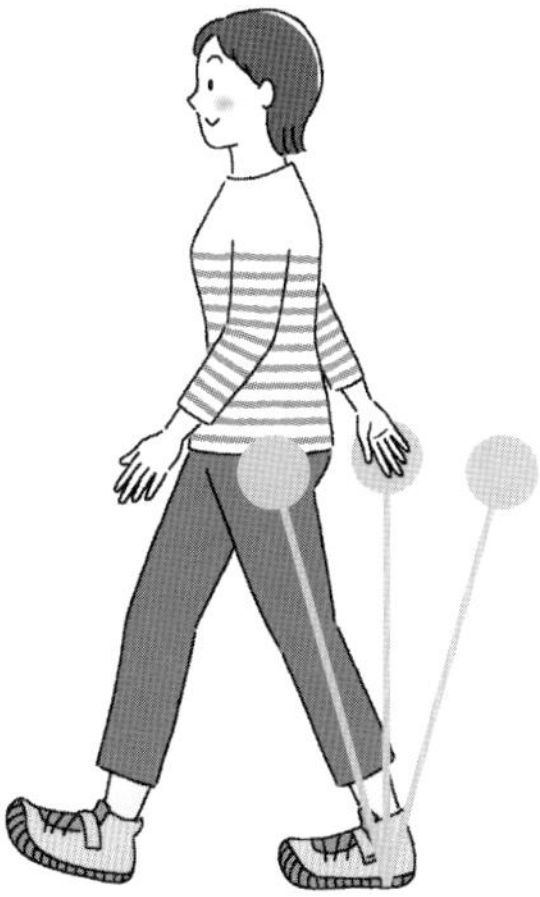

さらに、**人が「歩く」ときには、2本どころか1本の足で体を支えることになります。**

人間の歩行は、専門的には「倒立《とうりつ》振り子モデル」という理論で説明されています。倒立振り子モデル、少し難しいので簡単に説明させてください。

「振り子」とは、振り子時計の振り子です。もしくは、催眠術師が目の前で5円玉にヒモをつけて揺らす、あの状態を振り子と言います。この振り子をさかさまに、倒立させた状態が「倒立振り子」です。

人間の歩行は、この振り子と同じようなメカニズムなのです。

一歩足を踏み出すのが一番最初に起こること、と思われがちですが、実は「前に倒れる動き」が最初なのです。意外じゃないですか？　**「歩く」ことは「倒れる」ことで始まる**のです。

前に倒れた後で、その動きに応じて足を出し、そして次の足を出すのです。倒れないように、足を出す。これを繰り返すのが、「歩く」という動作なのです。

そして、片方の足が地面についているときに、もう片方の足を前に出します。つまり、安定して歩くということは、倒れながらその中で安定して片足立ちをして、着地するということの繰り返しなのです。

普段、私たちは「歩き方」など考えずに歩いていますが、無意識のうちに1本足で立っているのです。

歩くときも、もちろん両足が地面に接している瞬間がありますが、それは歩行の25%ほど。ほとんどは片足立ちの状態です。1本足となれば、さらに安定が揺らぐのは当然です。歩行中に転ぶ方が多いというのもうなずけます。

また、**立ってズボンを履くというのも、片足を上げますよね。**棚の上のものをとるときも、伸び上がってつま先立ちをしたりします。これもやはり、すごく不安定な姿勢なのです。

「重心を安定させる」体全体の総合力

とはいえ、人の体にはもともと重心を安定させる力、姿勢を保つ力があります。これを「バランス能力」と呼びます。バランス能力は総合的な力で、加齢とともにどなたも低下していきます。

一時期はやったフィットネス系のテレビゲームソフトに、重心を測定するゲームがありました。ＣＯＰ（center of pressure：体の重心点）は常に動揺しているものなのですが、若いうちはその動揺が１㎠の中に納まる程度なのです。

２本の足で普通に立つのはもちろんのこと、つま先立ちをしたり、片足立ちをしたりしても、ぐらつかずにいられる時間が長いのです。これがまさしく「バランス能力が高い」状態です。

けれども、年をとると、次第にこの動揺が大きくなることもわかっており、年齢の指標になっています。「バランス能力の低下」を示すのです。

ちょっと落ちてきてる？ バランス能力チェック

では、この「バランス能力の低下」をどう補うかと言うと、ひとつが**「足を広げる」**ことです。

足を広げると、内側に倒れようとする力を左右から合わせ、安定を保つことができます。また、支持する面が広いほど、動揺は吸収されます。ハイヒールを履いたり、足を揃えて立ったりするのは、つまり動揺しやすい姿勢で、若さがなければできないことになります。

とはいえ、無限に足を外に広げるわけにもいきませんよね。また、歩くときには、体を支える足は1本しかありませんから、広げるというのはそもそもできないことです。

そこで、バランス能力の低下を補うもうひとつの方法が、**「他の力を借りる」**ことです。

「杖をつく」のはまさしくそうですね。1本より2本、2本より3本で支えるほうが安定性が高まる。そういうことです。

バランス能力チェック

- □ 1 背もたれに寄りかかると、いつの間にか寄りかかりが強まり姿勢が崩れる
- □ 2 立ち上がるとき、無意識に椅子の肘当てやテーブルを手でつかんでいる
- □ 3 低いソファからの立ち上がりが苦手。一度で立てなかった経験がある
- □ 4 椅子に座るとき座面を確認したり、手で迎えに行ったりすることが増えた
- □ 5 後ろから声をかけられて振り向く際に、ふらついた経験がある
- □ 6 床に物を落としたときは、何かにつかまって拾うことが増えた
- □ 7 倒れそうになったとき、1歩足を出すのが前より遅れているように感じる
- □ 8 杖がないと外出は少し不安だ
- □ 9 エスカレーターでは手すりを積極的に握っている
- □ 10 床が濡れていると思うと慎重になってしまう
- □ 11 浴槽に入るときは手すりを使ったり壁を触ったりすることが増えた
- □ 12 靴下を履くとき、寄りかかったり座ったりしないと難しい
- □ 13 ズボンを履くとき、立ったままだと不安である
- □ 14 高いところにあるものをとるため、つま先立ちするとふらついて難しい
- □ 15 食器を下げるとき、両手で持って歩くと箸やスプーンを落としそうで不安なことがある
- □ 16 階段の登り下りで足を出す順番やタイミングがずれ、踏み外しそうになったことがある
- □ 17 下り坂では小刻みになってしまう
- □ 18 階段を降りるとき、無意識に一度速度を落として足を出す
- □ 19 自転車の走り出しでぐらついてしまう
- □ 20 電車やバスの降車の際、降りる人の波が少し不安だ

チェックの数 □ **個**

立ち上がるときやエスカレーターで立っているときなど「手すりにつかまる」のも、手すりの力を借りて補っているのです。

これらは意識してするというより、無意識にしていることが多いものです。

ここで、ちょっとチェックしてみましょう。41ページのチェックシートに、いくつ◯がつきますか?

◯が1つでもついたら、バランス能力が低下しつつあるかもしれません。でも大丈夫です。バランス能力はちょっとしたトレーニングで、十分取り戻せる可能性があります。

「平衡機能」を土台に、様々な機能で成り立っている

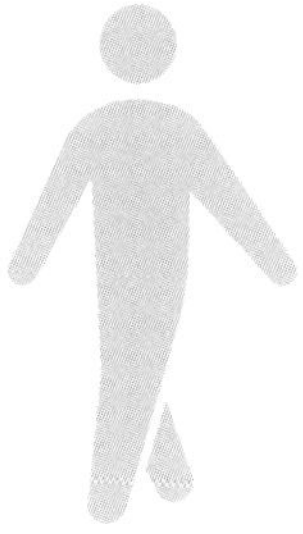

視覚、前庭覚（三半規管）、体性感覚

バランス能力は様々な要素が合わさった総合力なのですが、土台としてあるのが**「平衡機能《へいこうきのう》（系）」**です。平衡機能とは文字通り、体を平衡に保つ機能のことです。「視覚」「前庭覚《ぜんていかく》」「体性感覚《たいせいかんかく》」の3つに分けられます。

・視覚

視覚とは、目から入ってくる情報を頭に伝える機能を言います。

船酔いなどは体質等も関係しますが、酔いやすい方とそうでない方はいるようです。しかし、自分で車を運転していると酔わないけれど、他人の運転だと酔うという方がいますよね。

目は、常に頭位や体の中心を平衡に保とうとする働きがあります。目から入る情報をもとに平衡を保つようにしていますが、自分で運転していない場合などは如実にその影響が出ると思います。

しかし、加齢による影響で視力は低下しますよね。いわゆる近眼や老眼、動体視力の低下などです。これらは、目で見たことを正確に頭（大脳）に伝えるのを妨げているのです。

加齢による目への影響には、調節力の低下や実用視力の低下、視野の狭小化などがあります。この視覚機能の低下は、明らかに以下の2つの機能（前庭覚、体性感覚）より優先権を持っているとされているため、非常に役割は大きいと言えます。

「目で見る」ことで、平衡を保っているわけです。目をつぶって立ってみると、とたんにぐらつくのがわかります。

・**前庭覚《ぜんていかく》**

耳の中にある三半規管《さんはんきかん》です。3本の管からなり、横、縦、水平面の3つの軸に配置されていて、リンパ液で満たされています。

平衡機能（系）とは

視覚

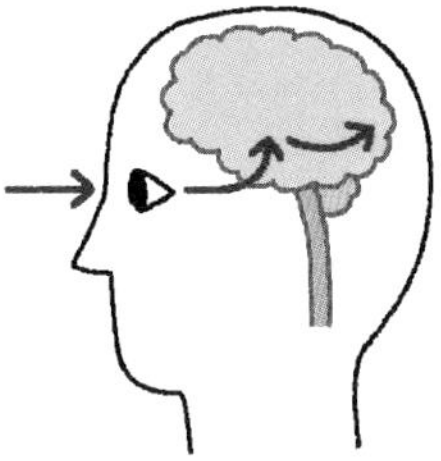

目から入ってくる情報を脳に伝える

前庭覚

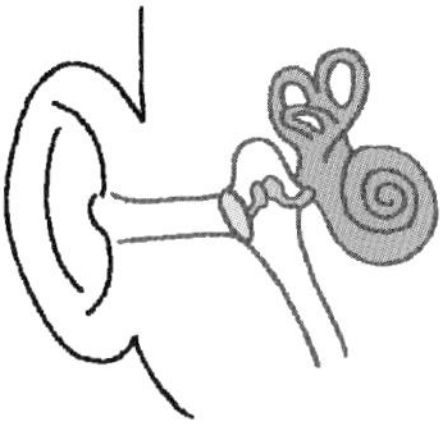

傾きや動きを感知し、頭位を平らに保とうとする

体性感覚

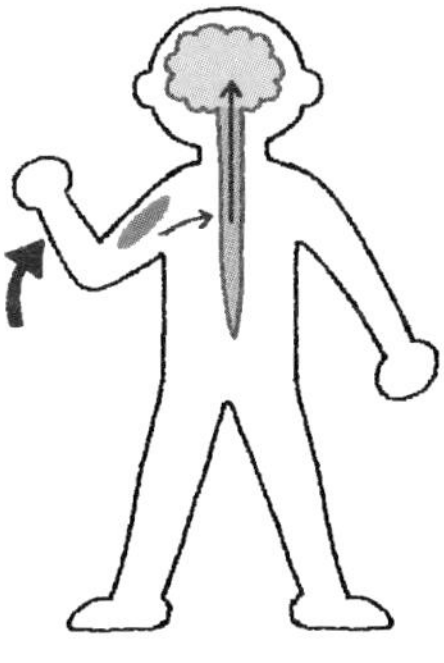

体の皮膚や筋肉などから大脳に送られる情報

この3本の管が、傾いたり動いたりしたことを感知し、頭を平らに保とうとしたり、どの程度角度がついているかという情報を大脳に伝えたりします。**自分が運転しない車や船に乗ると酔うのは、視覚からの情報だけでなく、予測していないことに頭が思いのほか揺さぶられるために起こるのです。**

自分で運転しているときなどは、自然と頭位をコントロールしているので、酔わないのです。年をとると衰えるのは、この情報を大脳に伝える機能です。

・体性感覚

体性感覚とは、体の皮膚や筋肉などから大脳に送られる情報です。

平衡を保つためには、主に深部知覚《しんぶちかく》という、関節が曲がったり動いたりする感覚や、骨に加わる振動などが使われています。車のナビの位置情報のように、逐一伝えられているのです。足が曲がったら曲がったという情報を伝えて、立つと足の裏にかかる重さを伝えます。

視覚系、前庭系を高めるのは難しいですが、**体性感覚は「体を止めておこう」とすることで高められます。**これが、トレーニングをすることで平衡は保たれるという私たちの根拠です。

足の裏の感覚を靴下やスリッパなどでぼやかして伝えるより、素足で感じたほうが床面の変化を正確にとらえることができます。足先が冷える方などは、慣れた素材の5本指靴下などがおすすめです。

筋力や反応スピードなども総動員してバランスを保つ

これらの「平衡機能（系）」は、もともと体に備わっているものです。ただ、加齢とともに低下してくるのは、先にも述べた通りです。

しかし、バランス能力を構成するものは、平衡機能（系）だけではありません。筋力ももちろんそうですし、体の姿勢や関節の曲がり方、反応の速さ（俗に言う反射神経）、判断力、注意力なども含まれます。体の様々な機能を総動員して、バランスを保っているわけですね。

視覚や三半規管などの平衡機能が低下しても、他の機能に余力があれば、バランスは保たれるのです。けれども、**加齢とともに、筋力や反応スピードもたいてい低下**してきます。

たとえば、平らな床面でつまずいて転ぶというのは、股関節を曲げる腸腰筋《ちょうようきん》（腰椎《ようつい》と大腿骨《だいたいこつ》を結ぶ筋肉）の筋力低下により、足を前に出すときに十分膝が持ち上がっていない、つま先を上げる前脛骨筋《ぜんけいこっきん》（向こう脛の筋肉）の筋力低下で十分つま先が上がっていない、といったことがあります。

人にぶつかったりしてふらついたとき、踏みこたえられず転んでしまうのは、下肢《かし》（足）の筋力低下、とっさに足を出す反応スピードの低下も原因のひとつです。

バランス能力を構成する、あらゆる機能が低下することで、簡単にバランスを崩して転倒する……ということになるのです。

スクワットなしでも転ばない・ふらつかない体になる！

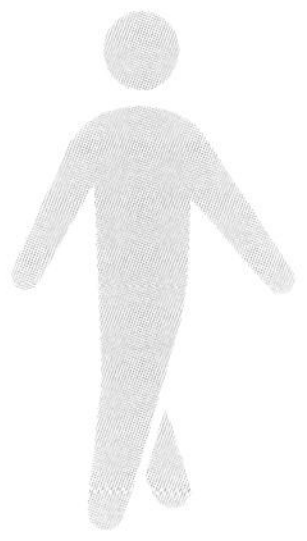

片足立ちを何秒できるか

バランス能力を検査する方法として、文部科学省がデータを公表している「片足立ち時間」というものがあります。（新体力テスト実施要項〈65歳〜79歳対象〉文部科学省）

滑らない床で、周りにものを置かず、素足で行います。

両手を腰にあて、立ちやすい足（支持脚）を決めるため、左右それぞれ片足立ちをしてみます。片足を前に出し、5cmほど浮かせます（51ページのイラスト参照）。目は閉じません。

支持脚が決まったら、片足立ちをし、持続時間を計測します。最長120秒で打ち切ります。

このとき、何秒以上立っていられるかで、得点が決まります（左表参照）。1から10まであり、120秒以上は最高の10点。男性は4秒以下、女性は3秒以下で一番下の1点。**20〜30秒立っていられれば、ほぼ平均的です。**2回実施し、良いほうの記録をとります。

みなさんもテストしてみてください。いかがでしょうか。

初めは数秒もたずにぐらつき、足がついてしまうのではないでしょうか。でも、**何度かトライするうちに、ぐらつきが減り、立っていられる時間が延びてくる**のではないかと思います。つまり、それは「バランス能力は鍛えることができる」という証拠でもあります。

ラクに続けられるトレーニングが一番

大切なのは、低下してしまったバランス能力を取り戻すことです。

繰り返しになりますが、バランス能力は総合力です。転倒予防と言うと、「足腰を鍛えなくちゃ……」と、スクワットなどをされる方も多いかと思います。

片足立ちチェック

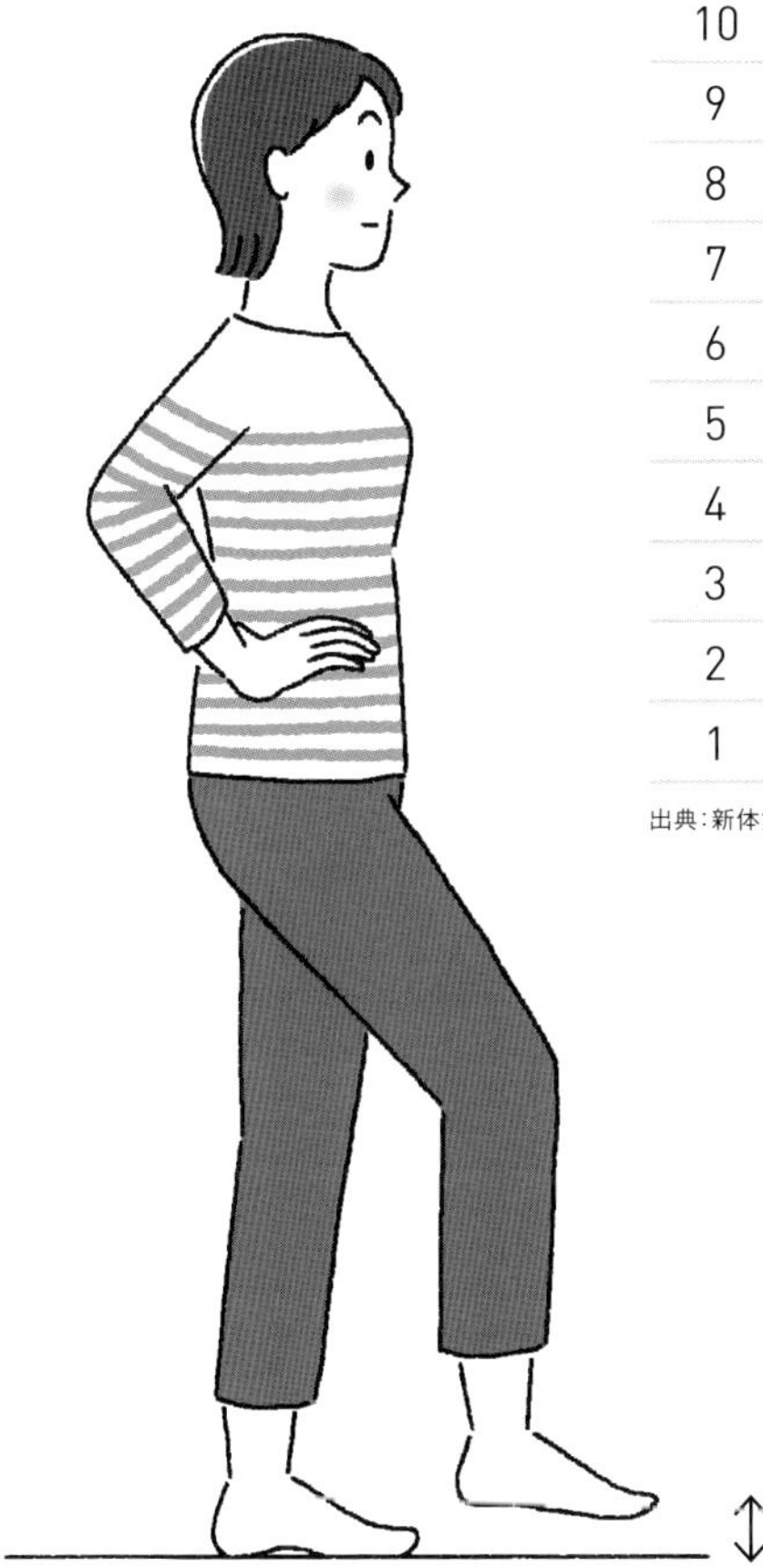

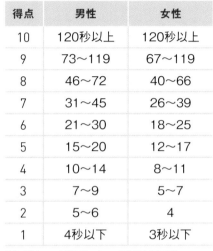

得点表

得点	男性	女性
10	120秒以上	120秒以上
9	73〜119	67〜119
8	46〜72	40〜66
7	31〜45	26〜39
6	21〜30	18〜25
5	15〜20	12〜17
4	10〜14	8〜11
3	7〜9	5〜7
2	5〜6	4
1	4秒以下	3秒以下

出典：新体力テスト実施要項（65歳〜79歳対象）文部科学省

たしかに、スクワットはとても効果のある筋トレです。けれども、**スクワットはなかなかきつい**のが実際ではないでしょうか。最初はがんばっていても、いつの間にかやめていた。続かない……という方も多いのではないかと思います。

きつい運動は長続きしません。大事なのは、一にも二にも**「継続」**なのです。

また、スクワットで筋肉を鍛えても、他の機能が低下したままでは、転倒を防ぐのは難しいものです。

本書では、バランス能力を総合的に鍛えるトレーニングをご紹介します。また、体の安定性に直接関わってくる筋肉を、ピンポイントで鍛える筋トレもご紹介します。いずれも簡単でラクに続けられる、それなのに効果抜群のものばかりです。

これらを実践して、定着させたら、スクワットに挑戦なさるのもよろしいかと思います。

今すぐできる転倒予防①「二重課題」をやめる

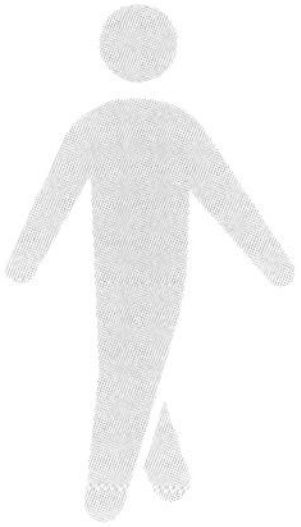

歩きながら振り向く、歩きながら傘を開く…

歩いているときに転倒するのは、「複数のことを同時にする」場面で多いとされています。一度に複数の動作をするのを、**「二重課題《にじゅうかだい》」**（dual task）と言います。たとえば……

・歩きながらバッグから財布を取り出す
・歩いているときに、後ろから声をかけられて振り向く
・歩きながら傘を開く

これが高齢になると難しくなってくるのです。

視覚情報の低下や前庭覚からの情報の低下、筋力の低下など様々な影響を受けるため、頭（大脳）は一生懸命処理しています。

そのうえ、**課題が複数あると、どうしても注意が分散されてしまいます**。その結果、処理しきれずにバランスを崩し、転倒につながる確率が高くなります。

できる限り、一度に複数のことはしない。ひとつずつ分ける。そう意識するだけでも、明らかに転倒するリスクを下げることができます。

・バッグから財布を取り出すときは立ち止まる
・振り向くときもまず立ち止まる
・傘を開くときも立ち止まる

また、時間のあるときに、**あえて二重課題を練習する**ことも有効です。脳の処理能力を向上させることができます。

たとえば足踏みをしながら両手をたたいたり、紙を折ったり、歌を歌ったりなどです。座ってするのが安全です。

二重課題を避ける

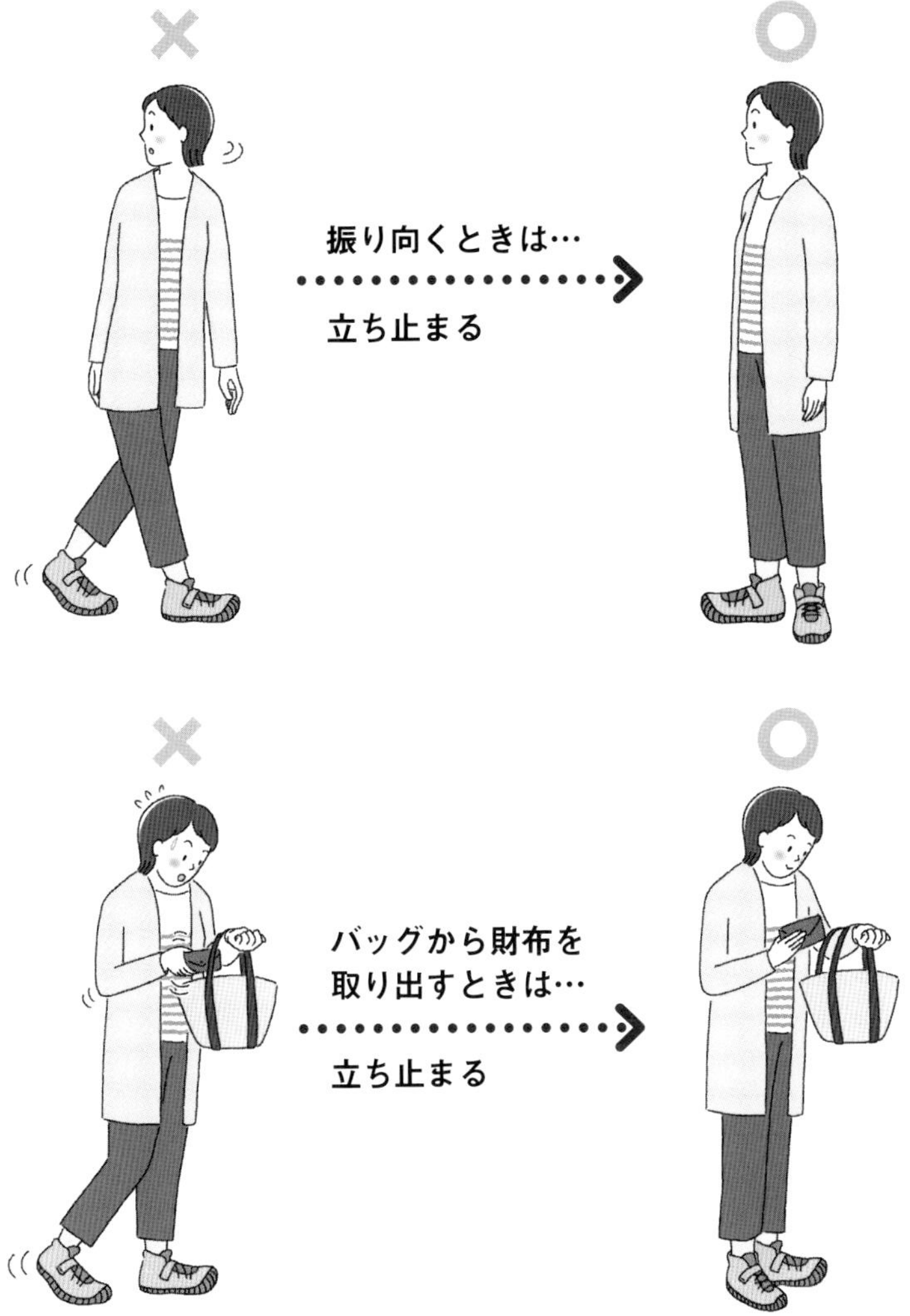
×
○
振り向くときは…
立ち止まる
×
○
バッグから財布を
取り出すときは…
立ち止まる

今すぐできる転倒予防②
「転ばない環境」をつくる

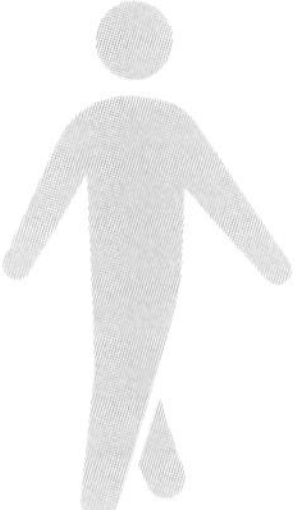

スリッパを履かない、手すりをつける…

もうひとつ、転倒を予防するのにとても重要なのが、「環境」です。

環境とは、みなさんの周りのものです。物理的な要素はいろいろありますが、ベッドの高さや廊下の手すり、ふろ場の上がり框《かまち》やバスチェアの有無など、まず物理的なものがあります。

家の中で、スリッパのためにつまずいて転ぶ人も多く、これはかかとまで包む室内靴に換えるだけで、転倒の可能性がだいぶ減ります。

スリッパが脱げないように歩くと、通常の歩行に必要な、かかとからの接地が難しくなります。スリッパの底を床に滑らせるように使う方が多くなります。床が濡れていたり、ものが置いてあったり、マットがずれていたりすると、バランスを崩しやすくなり、転倒の可能性を上げます。

室内靴は脱ぎ履きの手間がありますが、室内の転倒予防には非常に重要です。病院に入院中の患者さんも、転倒防止に必ず、かかとの入る靴を履いていただくようにしています。床が滑りやすいフローリングなどでは、室内靴の底にも注意してください。

お風呂で問題になるのは、洗体動作で座ることですね。**高さを調整できて足を固定できるバスチェアはおすすめです。**普通の椅子の高さで洗体ができるのは、とても立ち座りがラクになります。同時に、浴槽に入る動線を確認して手すりを設置すると、浴槽にも入りやすくなります。

また、人的な要素も大きく影響します。

介護者（ヘルパーさん等も含めて）がいれば高いところのリスクが下がります。この場合のリスクとは、「バランスを崩しやすい」動作ということですね。高いところのものをとってもらったり、電球を換えてもらったりする動作は、バランスを崩しやすい動作です。転倒リスクを高める動作は、人にお願いするのも一法です。

また、同居者がいて食事をつくってあげる等の**「役割」があると、リスクや負担は増えますが、活動量は増える**ので、機能低下や能力低下が起こりにくくなります。

「夜中のトイレ」が要注意

先に述べた平衡機能に影響するものとしては、室内の明るさや気温等もあります。トイレで起きることの多い方で、寝起きの足元に少し不安のある方は、電気を容易につけられるようにするのがおすすめです。**「暗闇で見えない」ことが平衡機能を低下させ、転倒しやすくなります。**夜中の転倒はけっこう多いのです。

ベッドの周りの床に、ものを置かないようにするのも重要です。足元にものがある環境は、つまずく可能性を高くします。

夜中に目が覚めたとき、起き抜けにふらついても支えられるように、起きたところに手すりや壁があるだけでも転倒を回避できますね。床に滑らない素材を使うなどの配慮は、とてもおすすめです。

環境づくりについては、第5章で詳しく解説します。

転倒を100％避けることはできません。けれども、少しのトレーニングと生活上の工夫で、「避けられる転倒」は確実に少なくできるようになります。

そうしたら、毎日安心して家で過ごし、外に出かけることができますね。

第3章

2カ月で転ばない体に！簡単トレーニング①バランス強化

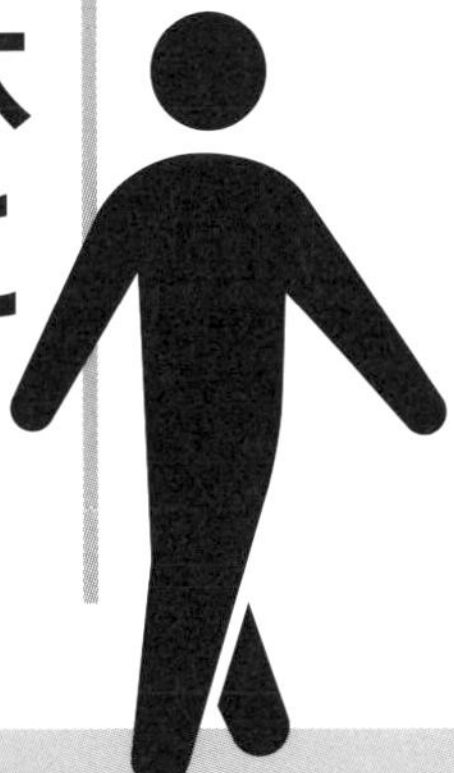

バランス能力を取り戻す！お手軽トレーニング

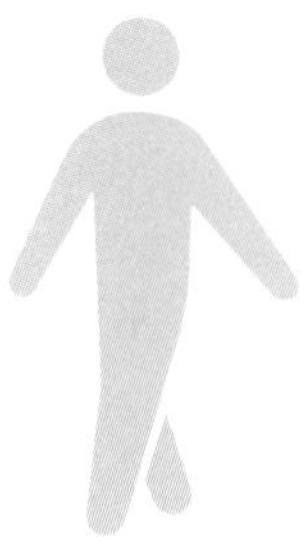

「2カ月」でしっかり定着する

体の筋力が加齢に伴って下がることは、すでに知られた事実です。たとえば20代の筋力に比べて70代になると、握力では3分の1が、腹筋力や背筋力は半分から3分の2にまで低下します。

それまで持っていた余力の部分とはいえ、支える力がなくなるわけです。何でもすぐ順応できた頃とは少しばかり勝手が違うのも、ご理解いただけるでしょう。

バランス能力には筋力はもとより、様々な機能が関わってきますが、それらも若いときと比べて低下するのはどなたも同じです。「バランスを崩しやすくなった」「よくふらつく」「転びそうになることが多い」と思ったら、ここからが始め時です。

郵 便 は が き

(切手をお貼り下さい)

170-0013

(受取人)

東京都豊島区東池袋3-9-7
東池袋織本ビル4F
㈱すばる舎 行

この度は、本書をお買い上げいただきまして誠にありがとうございました。お手数ですが、今後の出版の参考のために各項目にご記入のうえ、弊社までご返送ください。

お名前	男・女	才
ご住所		
ご職業	E-mail	
今後、新刊に関する情報、新企画へのアンケート、セミナー等のご案内を郵送またはEメールでお送りさせていただいてもよろしいでしょうか? □はい □いいえ		

ご返送いただいた方の中から抽選で毎月3名様に
3,000円分の図書カードをプレゼントさせていただきます。

当選の発表はプレゼントの発送をもって代えさせていただきます。
※ご記入いただいた個人情報はプレゼントの発送以外に利用することはありません。
※本書へのご意見・ご感想に関しては、匿名にて広告等の文面に掲載させていただくことがございます。

◎タイトル：

◎書店名（ネット書店名）：

◎本書へのご意見・ご感想をお聞かせください。

ご協力ありがとうございました。

本章では、バランス能力を総合的にアップさせるトレーニングをご紹介します。どれもごく簡単、でも効果抜群、手軽にご自宅で取り組めるものばかりです。

本章のトレーニングに取り組むと、おそらく多くの方が、1週間から2週間でバランス能力が上がったと実感されるでしょう。しかし、それはいわゆる「不安定な課題に適した動きをとれる状態」になったのです。これを「適応」と言います。

この適応の段階では、わずかに段差が違ったり、環境が変わるとできないこともあるのです。つまり応用が効かない状態なのですね。たとえば片足立ちなら、片足立ちの姿勢ができるようになっただけ。歩行時の安定性まではつながっていない可能性があります。

適応した段階から、日常生活を行いながら、様々な条件の変化に適応できるようにする必要があります。反復して、どんな場面でも適切な調整ができるように、脳も変化するでしょう。

私たちは、多くの患者さんのリハビリテーション医療の結果から、日々しっかり意識して取り組めば、2ヵ月程度でその応用まで取得できることを学んでいます。

ぜひ、2ヵ月後の成果を楽しみに、毎日取り組んでみてください。

簡単！バランス強化①

片足立ち

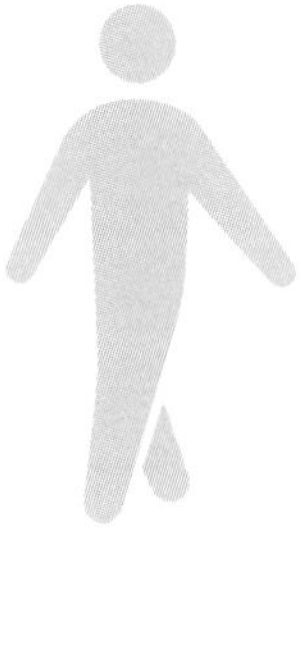

歩くときは必ず1本足で支える瞬間がある

「バランス能力を鍛える」と言ったとき、ポイントは「あえて不安定な姿勢になる」ことです。

言ってみれば、立っていることのできる方がただ立っているだけでは、バランス能力はそれほど求められません。不安定な姿勢となったときに、バランス能力が要求されます。ですから、**不安定な姿勢をあえてつくることこそ、バランス能力のトレーニングになる**のです。

まずは「立った状態」でできるものから。最初は「片足立ち」です。

片足立ちは、左右の足をそれぞれ1本で支える練習です。第2章でも述べたように、

片足立ち

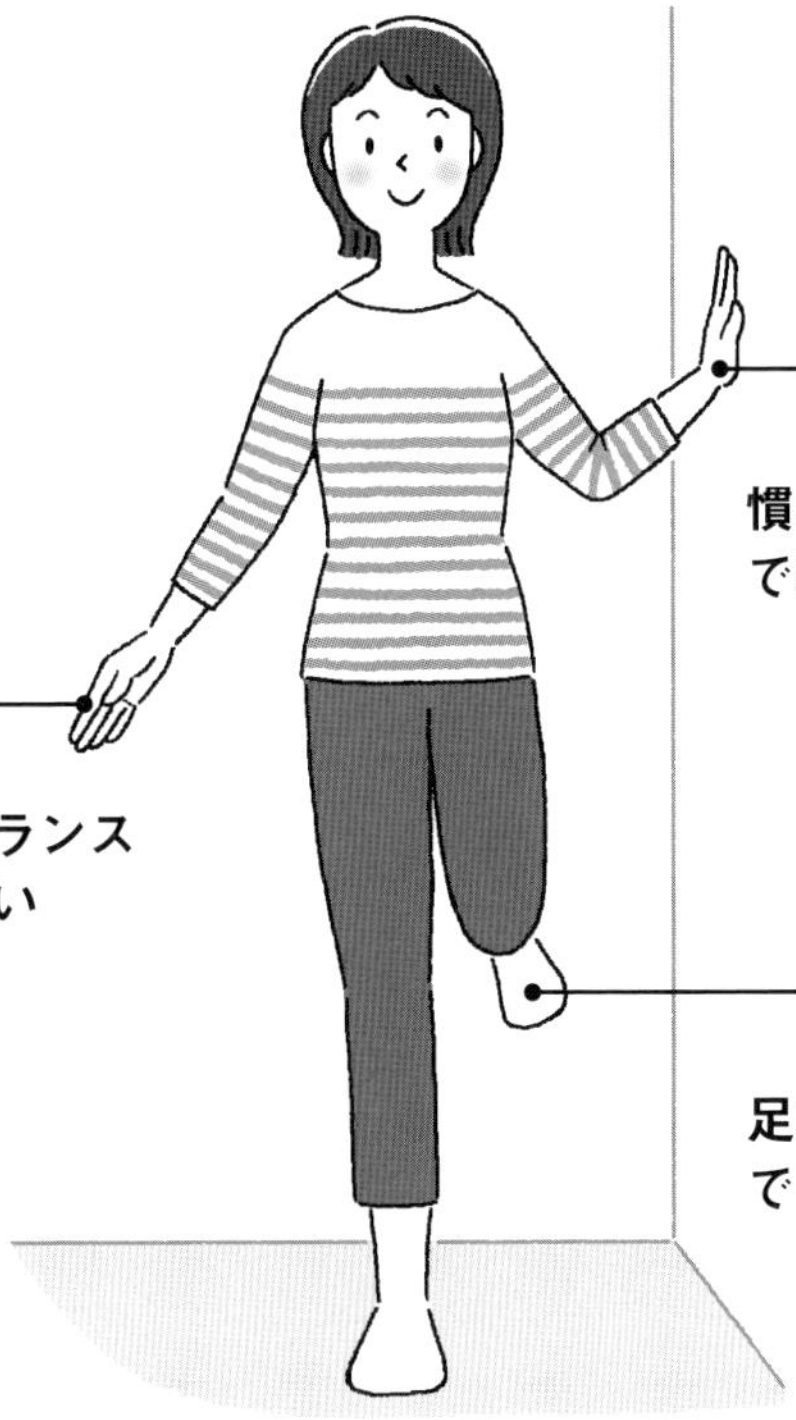
慣れてきたら、指先
で軽く触れる程度に
手を広げてバランス
をとってもいい
足は少し浮くくらい
でも OK

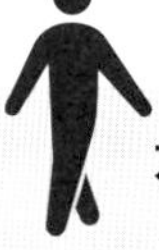

左右それぞれ 5 ～ 10 秒を 10 回くらい。目標 30 秒で。
こわさが減ったら、手の支えなしにチャレンジを。

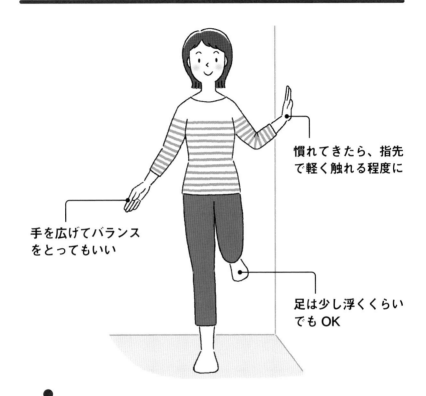

歩くときは1本足で支える瞬間があります。この瞬間の支えがふらつくと、杖を使う方が増えるのです。「転ばぬ先の杖」というわけです。

片足で立っているときのバランス能力が高くなると、歩行の安定性は確実に高くなります。

初めは壁を触りながら、片足を1㎝程度浮かせるところから始めてみましょう。次に、壁を触りながら5㎝ほど持ち上げて保ちます。次第に安定性が得られ、こわさも減ってきたら、壁や手すりの支えを外して、1本足でのバランスをしてみます。

年齢に応じて自身の目標を決めましょう。一般的には10秒、できれば30秒を目標に設定するのが理想です。くれぐれも転ばないように、壁の近くでするようにしてください。

簡単！バランス強化②

かかと上げバランス

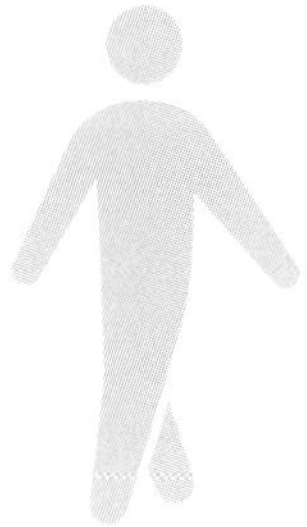

つま先立ち。かかとは少し浮く程度でOK

次は、かかと上げをします。つま先立ちバランスです。

足で支えている面積をわざと狭くすることで、重心がぐらつかず安定していられる能力を高めます。両足で行ってかまいません。

次章で、もうひとつの「かかと上げ」が出てきます。両方とも同じような内容でご提示していますが、こちらは「かかと上げバランス」です。

バランスを強化するためには、不安定な状況にあえてすることが有効なため、「つま先だけ」という狭い面積で支える状況をつくります。できるだけ何も触らないで行うのが理想ですが、初めは壁などを指先で触る、片手だけ触れる、その程度から始めてみてください。

狭くなった支えで、できるだけ重心がぐらつかないように、体の様々な機能がフル稼働します。

もちろん、ふくらはぎの筋肉に負荷がかかるので、筋トレにもなりますが、筋トレについては後ほど違いをご説明します。筋トレではありませんので、かかとはわずかに床から浮くくらいで大丈夫です。持ち上げる高さは気にしないでくださいね。

つま先で立つ状態で安定すると、歩く際、後ろに位置している足をつま先で押し出すときに、ぐらつくのを防いでくれます。必然的に歩行が安定するようになります。

つま先だけで立って前に体を押し運ぶ、このとき片足立ちになります。このタイミングでのバランスが悪くなると、ベタ足で歩くことになります。後ろの足が、かかとから離れる歩き方が身につけば、安定性はグッと高くなります。

かかと上げバランス

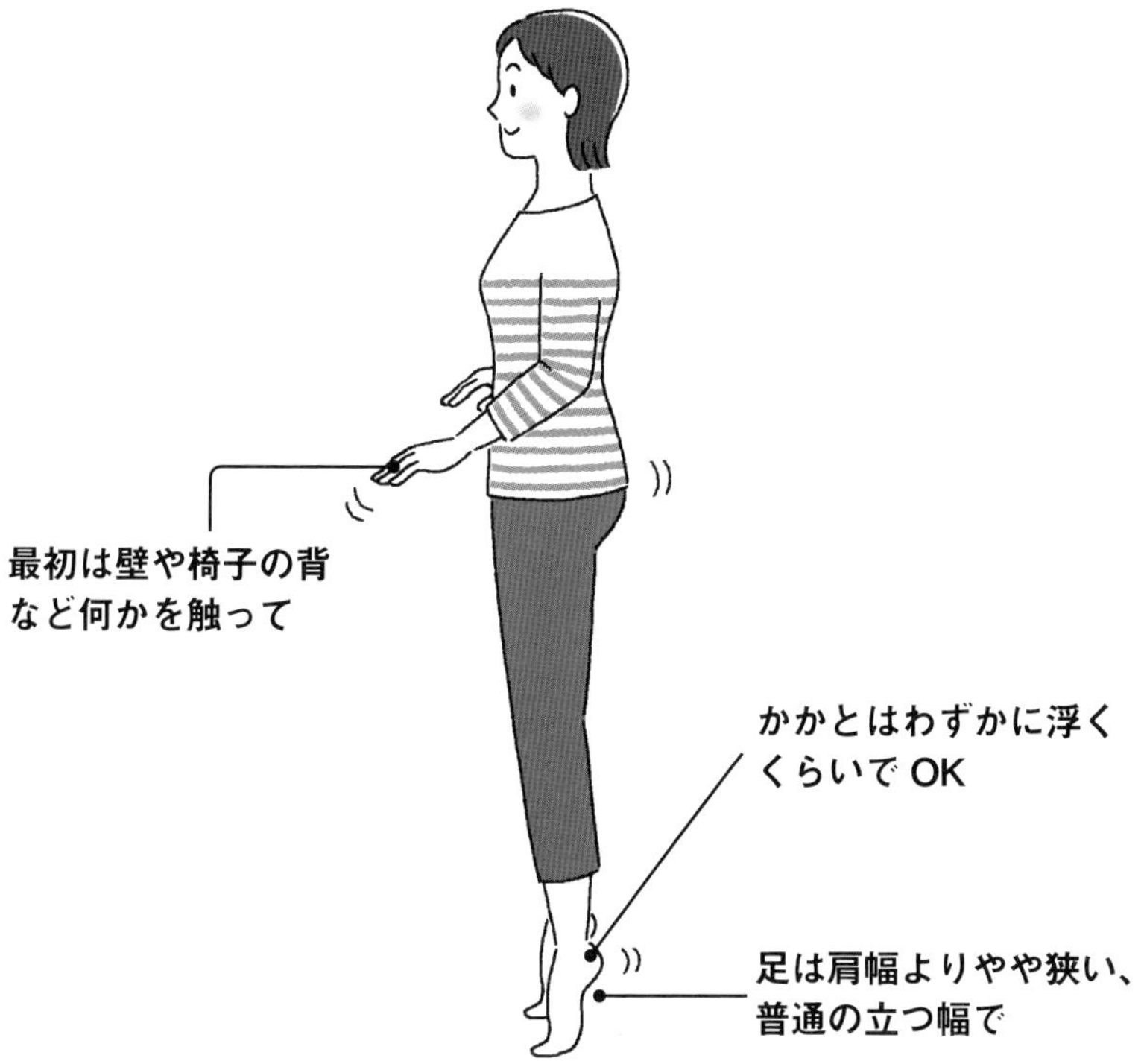
最初は壁や椅子の背
など何かを触って
かかとはわずかに浮く
くらいで OK
足は肩幅よりやや狭い、
普通の立つ幅で

5～10 秒を 10 回くらい。目標 30 秒で。
背中は伸ばし、「つま先で立つ」意識を持って。

簡単!バランス強化③

立った姿勢で後ろを振り返る

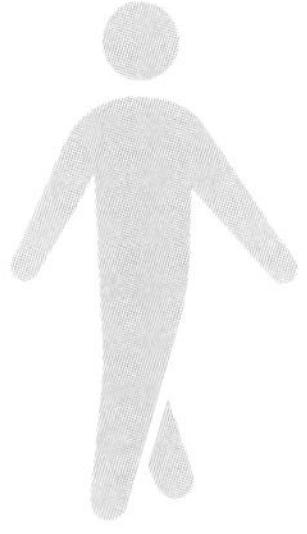

体の軸をぶれないで回す力

立った姿勢で後ろを振り向きます。

肩越しに後ろを見る動作を、左右で行ってみてください。体の軸をぶらさずに回す能力は、体の変形、とくに椎間板《ついかんばん》が円滑に回旋《かいせん》できなくなったり、背中が曲がって頭が下がってきたりなどすると阻害され、後ろが向けなくなります。加齢による影響を受けます。

後ろを振り向く運動の要素にあげた椎間板の回旋、体を回すのに必要な筋肉のストレッチになります。

立った姿勢で後ろを振り返る

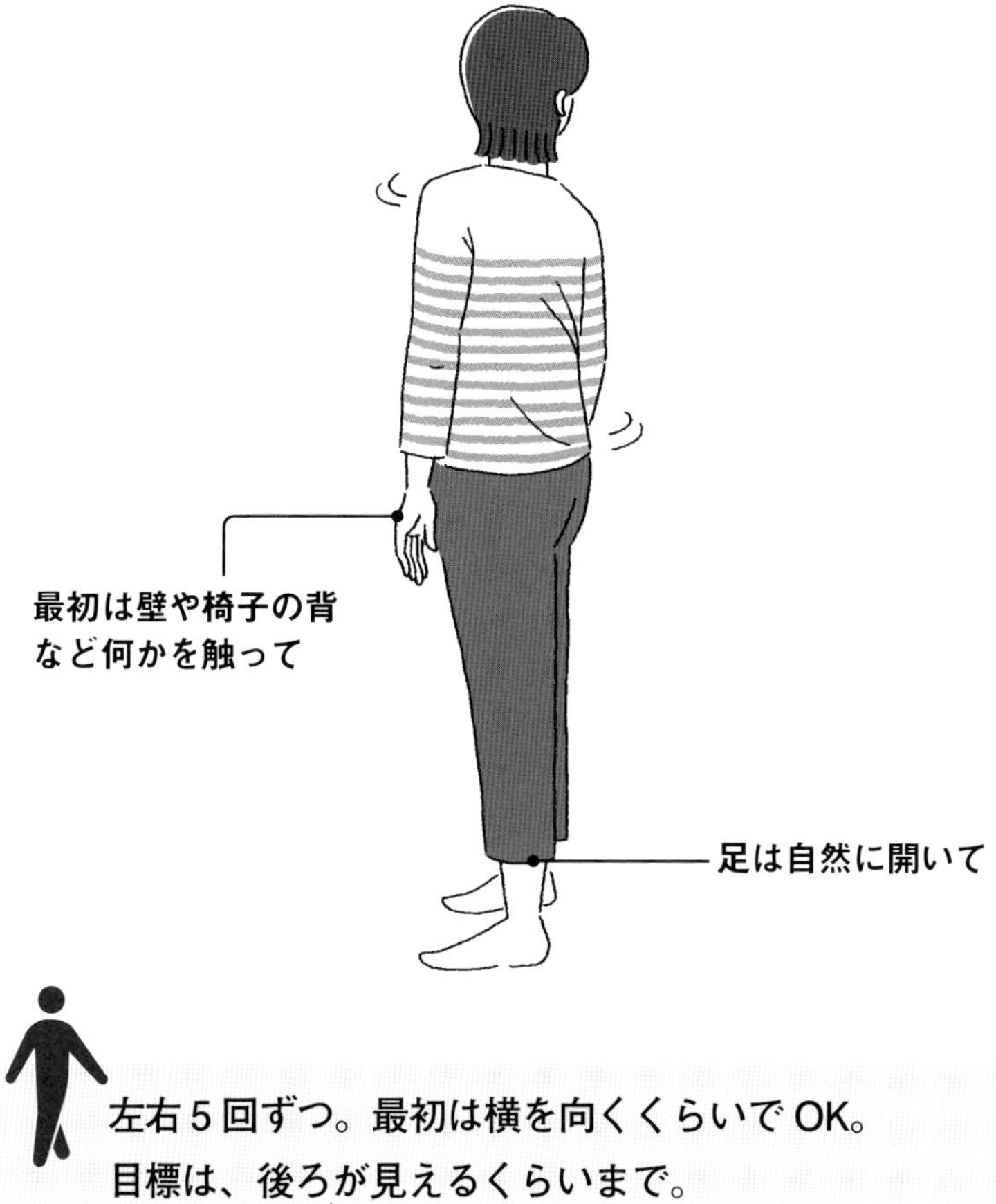
最初は壁や椅子の背
など何かを触って
足は自然に開いて

左右５回ずつ。最初は横を向くくらいでOK。
目標は、後ろが見えるくらいまで。

簡単！バランス強化④

裸足でクッションの上に立つ

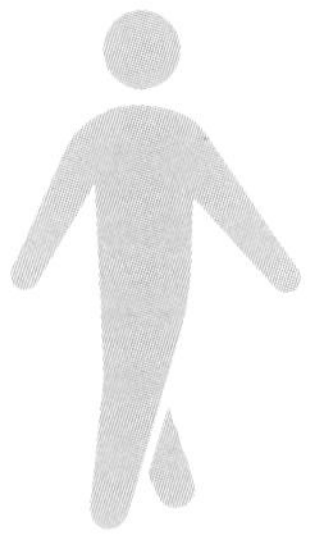

不安定な床面で体が微調整を覚える

先の片足立ちができるくらいの方に、おすすめのトレーニングです。

わざと安定性の悪い床面に立つことで、四方八方に安定不良な環境をつくります。転ばないように、初めは何かに手をつきながらやってみてください。片足立ちが難しい方は、もう少し後でチャレンジしてみましょう。

薄めのクッションから始めましょう。若干ぐらつくくらいのバランスを、ある程度の時間保つことで、常に調整する作用を使うことを、体がしっかり覚えてくれます。

裸足でクッションの上に立つ

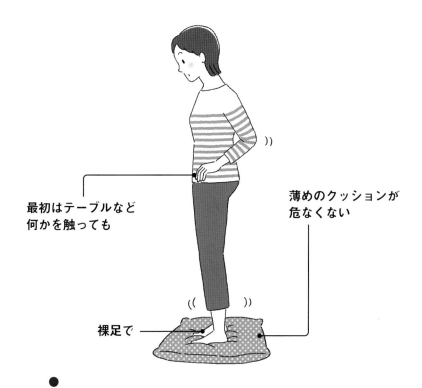

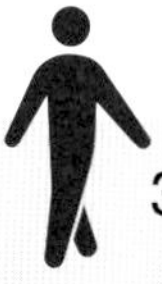

最初はテーブルなど
何かを触っても

危なくない

30秒～1分くらい。目安は、安定する1点を見つけること。ふらつかず立てるところが見つかればOK。

簡単！バランス強化⑤

タンデム（継ぎ足）立位・歩行

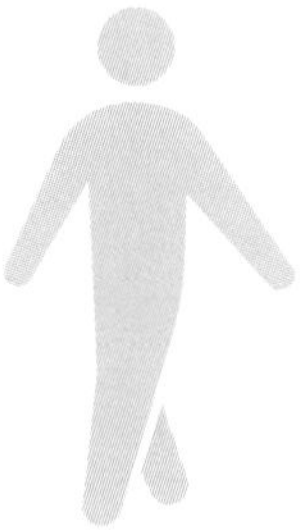

足を前後に並べ、1本線に立つイメージ

今度は歩いて行うトレーニングです。

床に1本線をイメージして、その上を歩く練習です。これを「タンデム（継《つ》ぎ足《あし》）歩行」と言います。

歩くときは左右の足を交互に行き来させますが、まっすぐ重心を移動させるのが理想なのです。不安定になると、重心の左右のぶれが増えます。これがふらつきの原因になります。

そこで、わざと1本線の上を歩く練習をします。どうしても、**不安定になると両足を広げてバランスをとる「ワイドベース」という姿勢をとります**。足を広くするのは不安定になっている証拠です。

タンデム立位

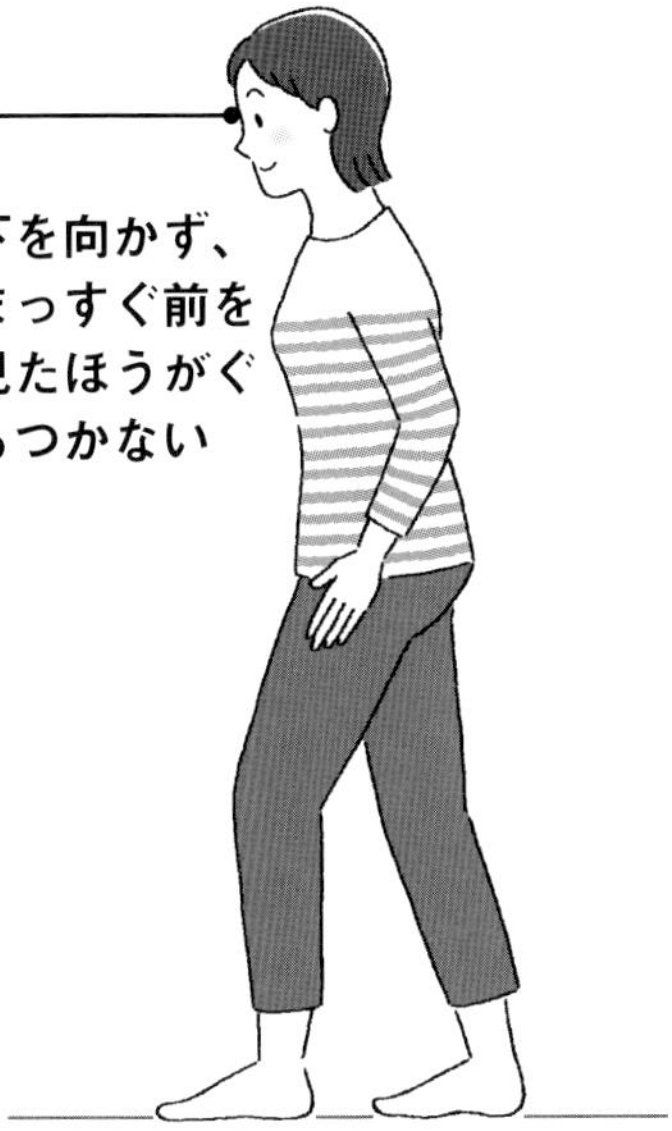
下を向かず、
まっすぐ前を
見たほうがぐ
らつかない

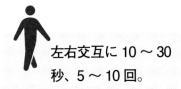

左右交互に10～30秒、5～10回。

タンデム歩行

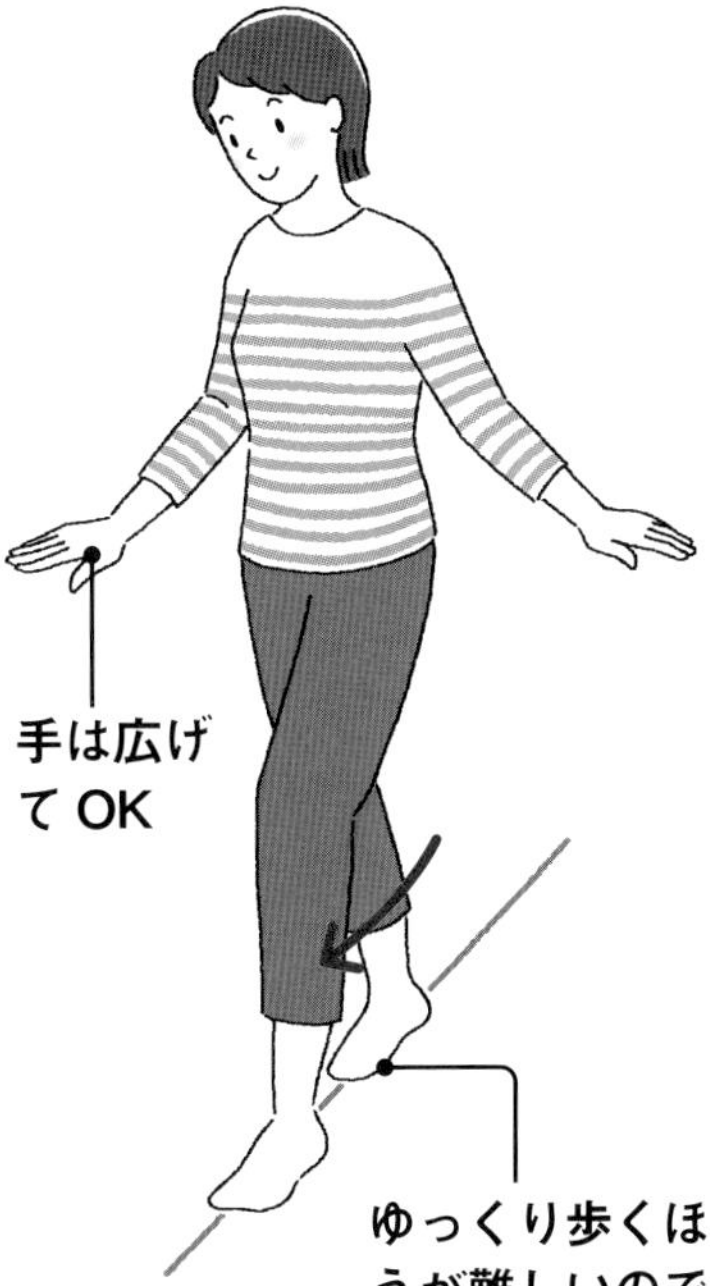

ゆっくり歩くほ
うが難しいので、
普通のペースで

5～10歩くらいの長さの直線で5往復。

わざと1本の線の上を歩くようにすると、狭いところでバランスを保つ能力、外側へ動揺するのを抑える作用が身につき、普段歩いているときの左右の安定が高まります。

まずは左右の足を前後に並べて立つ、「タンデム立位《りつい》」から。どちらかの足を前に出し、そのまま立ってみてください。意外と難しいことに気づくはずです。これは若い方でもけっこうぐらつきます。

できれば自宅の廊下など、手ですぐ支えられるところでやってみましょう。転ばないように注意してください。**このような運動をやったことのない方は、飛躍的に安定性が増すこともあります。**

歩くのは2歩、3歩からで

次は、タンデム立位から歩く練習です。円滑に重心を前に送る、最高の練習です。

1本線の上を綱渡りするように歩きましょう。綱渡りをする人をイメージしてみてください。ゆっくりゆっくりでも転げ落ちないあのバランスは、身につけば最高の味方になります。左右の動揺、ぶれを少なくするためのバランスが高まります。

床なら線から足が外れても大丈夫。ですが、イメージは綱渡りのように楽しんでやってみてください。2歩、3歩からで大丈夫です。

この歩行をするには、股関節や膝関節の可動性が十分にあることが必要になります。

タンデム立位がとれない場合は、無理せず見送ってください。

簡単！バランス強化⑥

はさみ足で横に歩く（交差歩行）

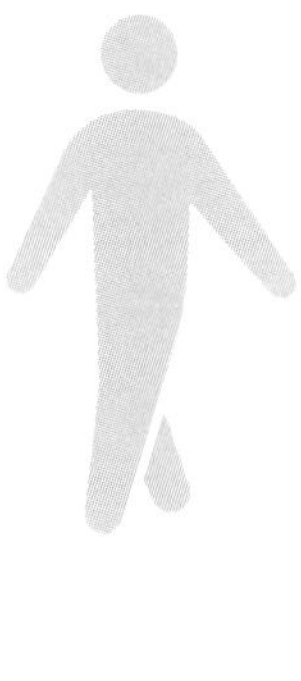

出した足を越えて足をつく有益なトレーニング

今度は、１本線の上を横歩きします。

左に進む場合は、左足の前を通り越して、右足を左足の左側に接地します。このあと、左足を後ろから抜いて両足をそろえましょう。これを繰り返し、左右移動します。

慣れてきたら、左足を後ろから抜いて両足をそろえたら、今度は右足を後ろから左足の左側につけてみましょう。

出した足を越えて足をつく練習は、左右の転倒予防のためにも非常に有益なトレーニングです。足の機能として、**前後左右の不安定性を制御できる**ようになります。

これも転倒に注意して、目の前にテーブルなどがある環境から始めてみてください。

はさみ足で横に歩く

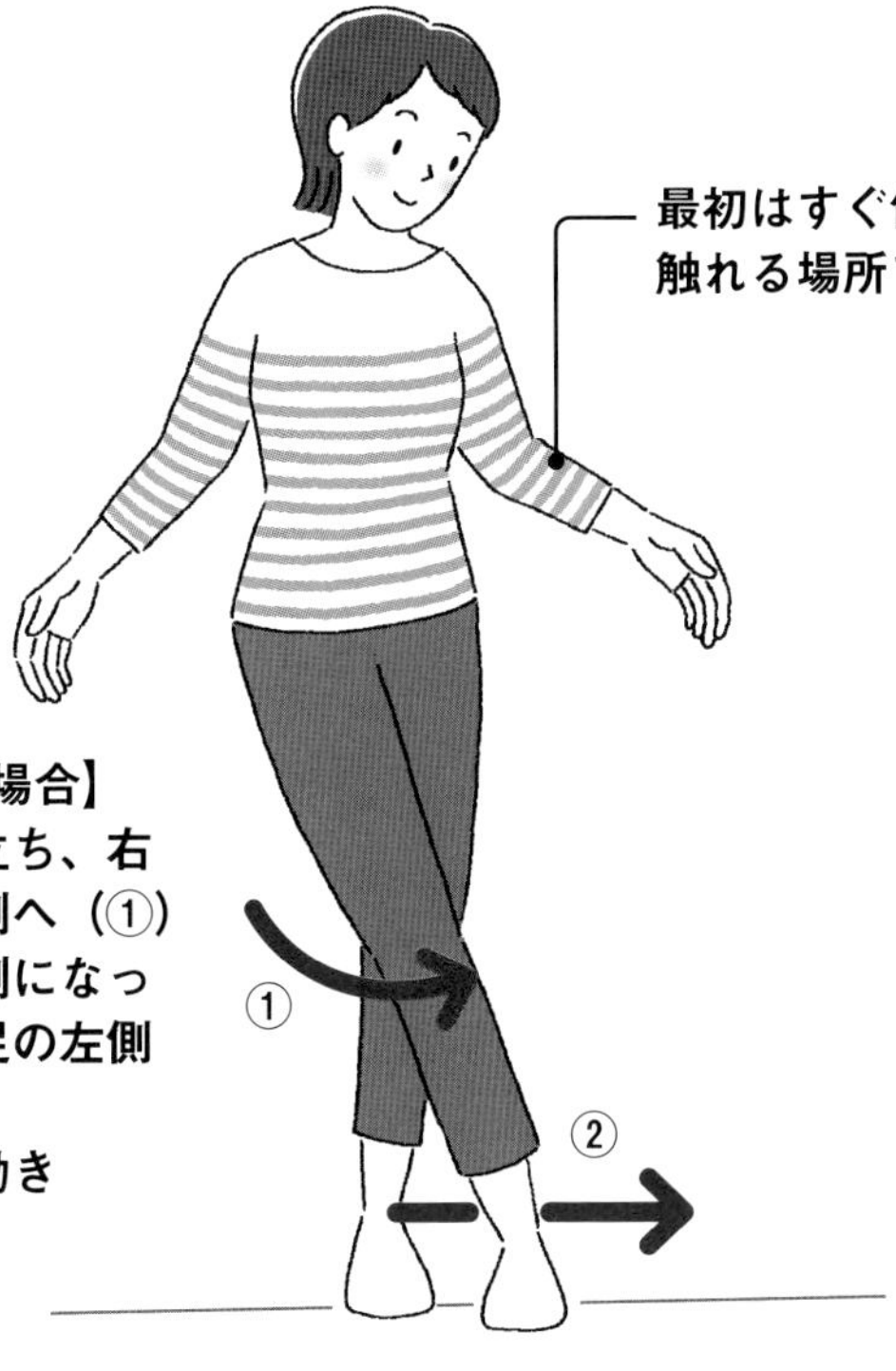

最初はすぐ何かに触れる場所で

【左方向に行く場合】
両足を揃えて立ち、右足を左足の左側へ（①）その後、後ろ側になった左足を、右足の左側へ（②）
右方向は逆の動き

5～10歩くらいの長さを5往復。手は横に広げてバランス取りを優先。背中はまっすぐに。

簡単！バランス強化⑦

後ろ歩き

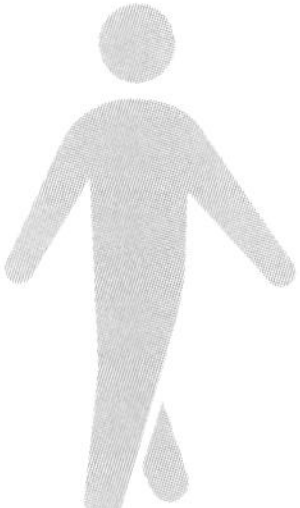

普段行わない体重心の後ろ移動

「後進歩行《こうしんほこう》」と言って、病院でもよく行う練習のひとつです。当然、後ろには目がついていないので、何よりも恐怖心が強くあります。

足を後ろに振り出して、つま先をつきます。つま先をつくまでは1本足で、普段行わない体重心の後ろ移動をします。

慣れないこの後ろ歩きは、非常に不安定になりやすいので、初めは壁などの近くで行ってみてください。もちろん、後ろに視線を送りながら行ってもかまいません。

初めは2歩、3歩でいいです。前後左右の安定性を高めることが重要で、**足を後ろに一歩出して立ち止まるための練習にもなります**。

後ろ歩き

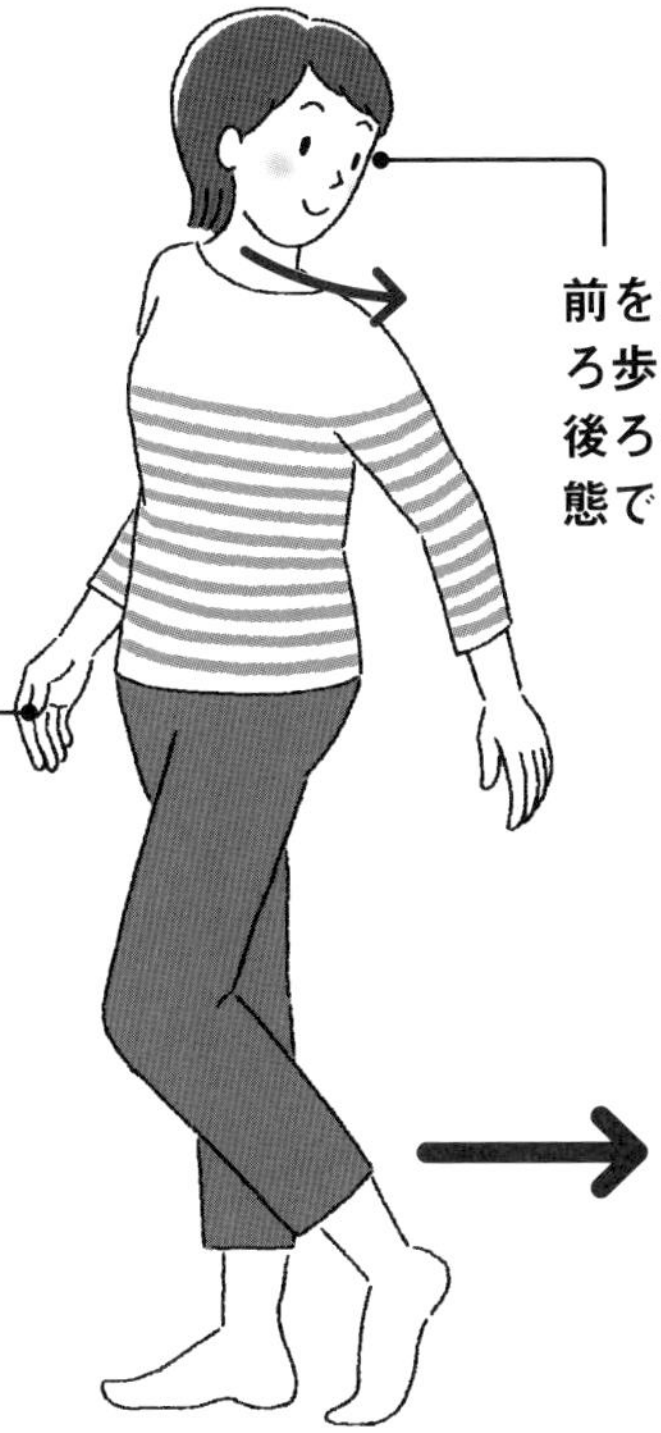
前を向いたままの後ろ歩きは危ないので、後ろを振り返った状態で
最初は必ず壁などを触って。指先だけでも

5～10歩ほどの長さのところを5往復。
テーブルの周りをぐるぐる回るのでもいい。

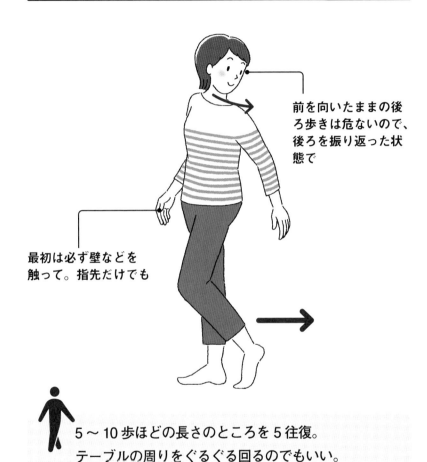

簡単！バランス強化⑧

足裏でゴルフボールをコロコロ

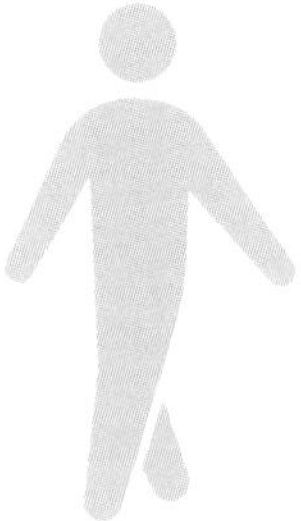

ボールペンでも。足底感覚を高める

次は、座ってできるトレーニングです。

座って、足の下にゴルフボールを置き、足の裏を使って転がしてみましょう。ゴルフボールがなければ、ボールペンでもかまいません。足の裏の感覚（**足底《そくてい》感覚《かんかく》**）を高めます。

実際のリハビリの場面では、ビー玉を足の指でつまんでお皿の中に入れたり、タオルを足の指でつまんだりといった練習もします。

足裏コロコロ

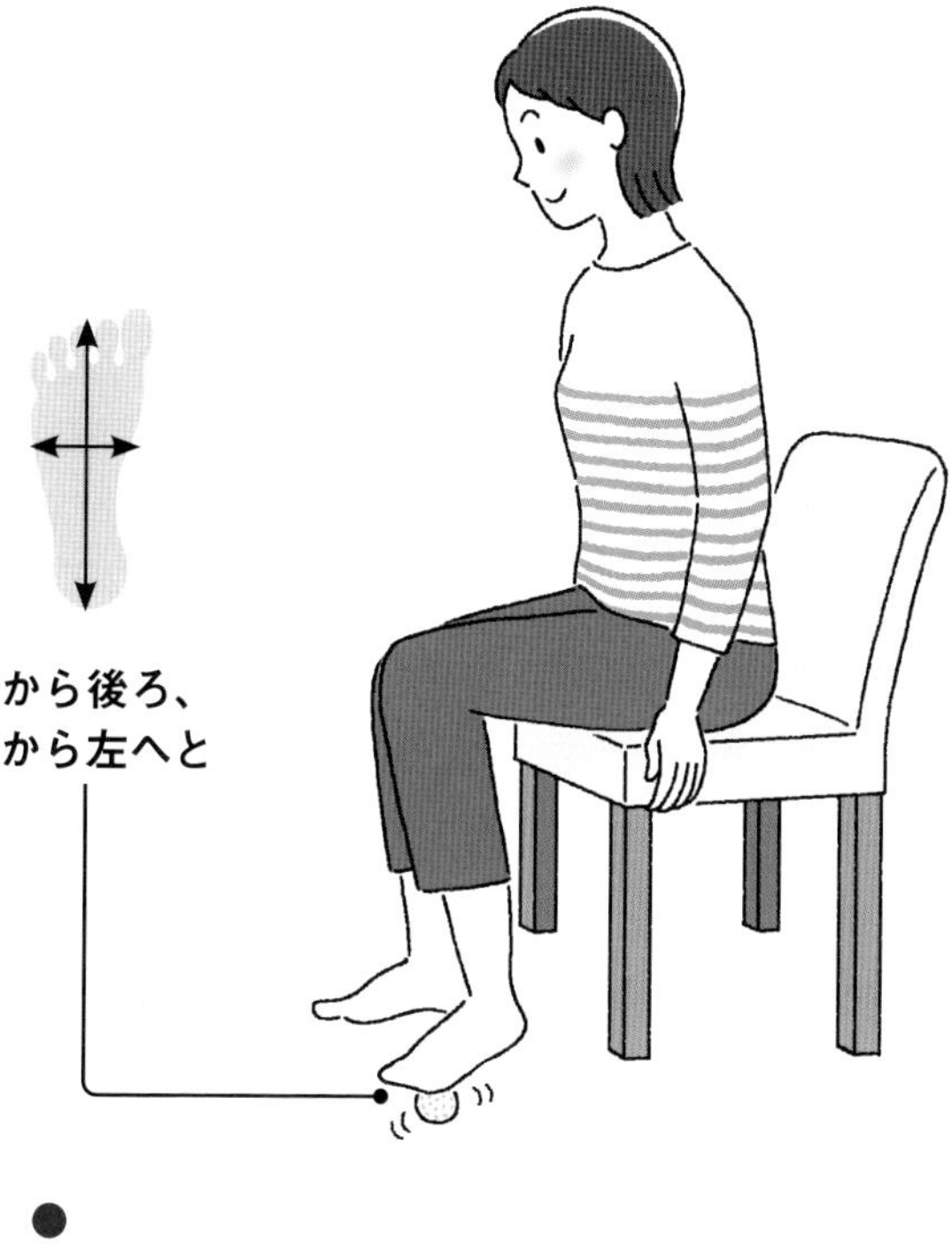

片足３～５分ずつ。つま先からかかとまで、
足裏全体でコロコロする。

簡単！バランス強化⑨

座った姿勢で片尻上げ

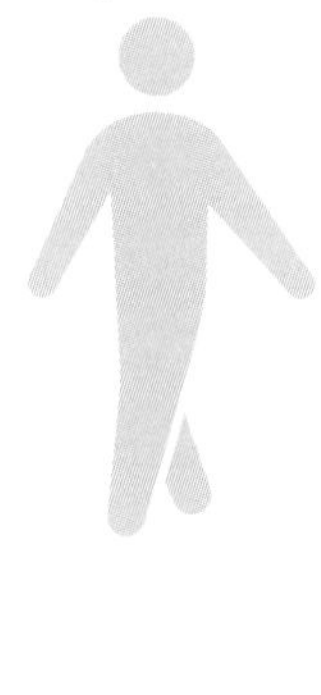

片側のお尻と足を一緒に浮かせる

座ったままで行うバランス練習です。**座位で行う片足立ちバランス練習**と考えてください。片方の足を持ち上げるので、もう片方のお尻と足で上体を支えることになります。脊椎《せきつい》と股関節を中心にした調整能力が高まります。

座面から、片方の足とお尻を持ち上げて浮かせます。体をひねって全然かまいません。むしろ、**体をひねってでも倒れないようにする能力、ギリギリの状態でも転ばないで姿勢を保つ能力が身につきます**。

初めは椅子の肘当てなどを握ってもいいですし、お尻が少し浮くくらいで十分です。少し慣れてきたら、数秒止めていられるように、両手を広げてバランスをとってみてください。これも慣れたら、腕組みをしてバランスがとれるようにしてみましょう。

座った姿勢で片尻上げ

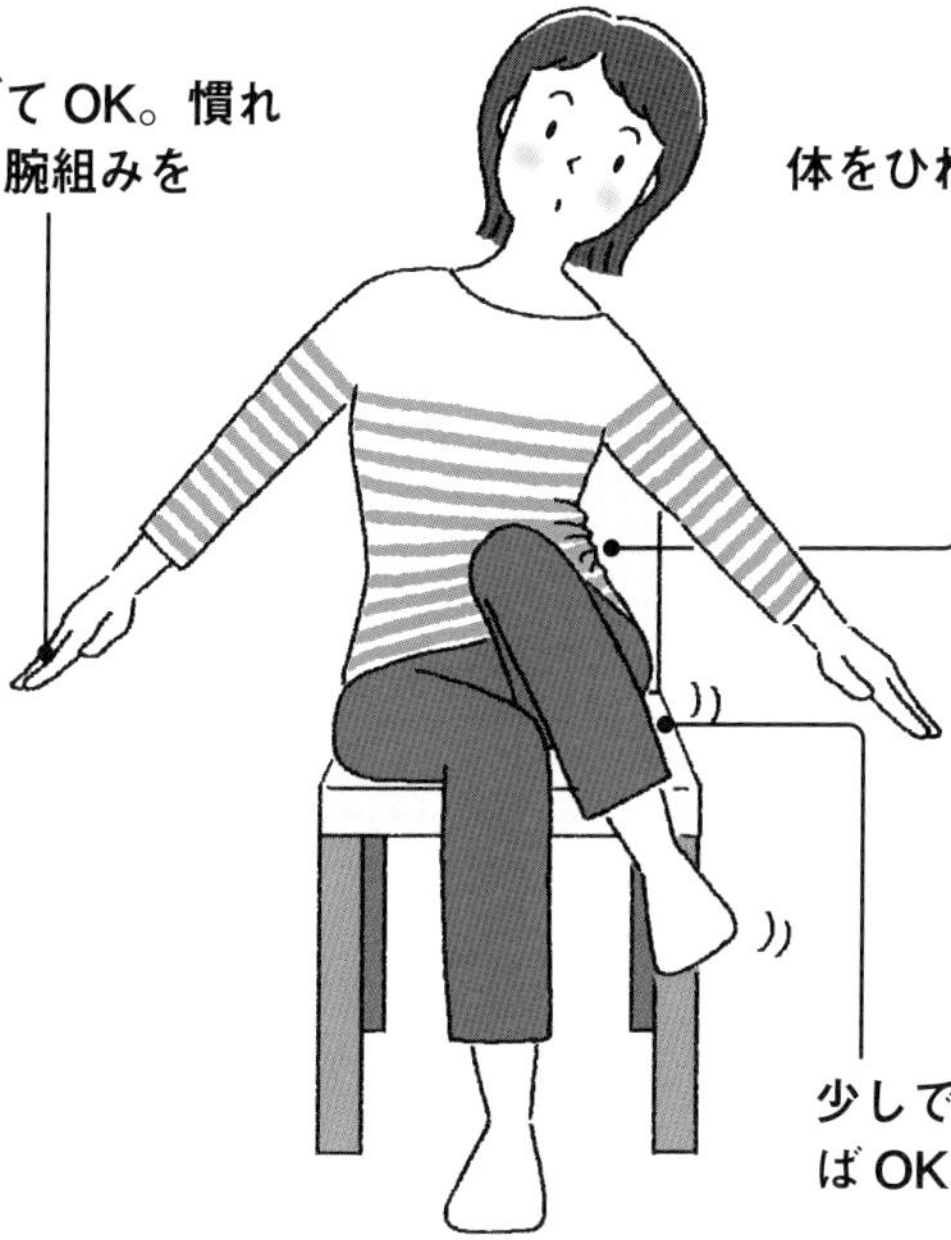
手は広げてOK。慣れてきたら腕組みを
体をひねってもいい
少しでもお尻が浮けばOK

5～10秒、左右5回ずつ。お尻は少し浮くくらいで十分。初めは椅子の肘当てなどを握ってもいい。

簡単！バランス強化⑩

バランスボール座り

少し弾ませるだけでも体幹の固定性強化に

バランスボールは、今では量販店で安く手に入ります。とある80代の女優さんが、自宅の椅子をバランスボールに替え、食事もそれに座ってしているということで話題になりました。

座って少し体重心を動かすだけでも、前後左右の体幹《たいかん》の固定性を強化できます。座っている姿勢で少し弾ませたりしましょう。

また、片足を浮かせることで、より不安定な状況をつくります。左右の足を交互に浮かせて、安定を保ってみましょう。これも転がってしまわないように、十分注意してください。

バランスボール座り

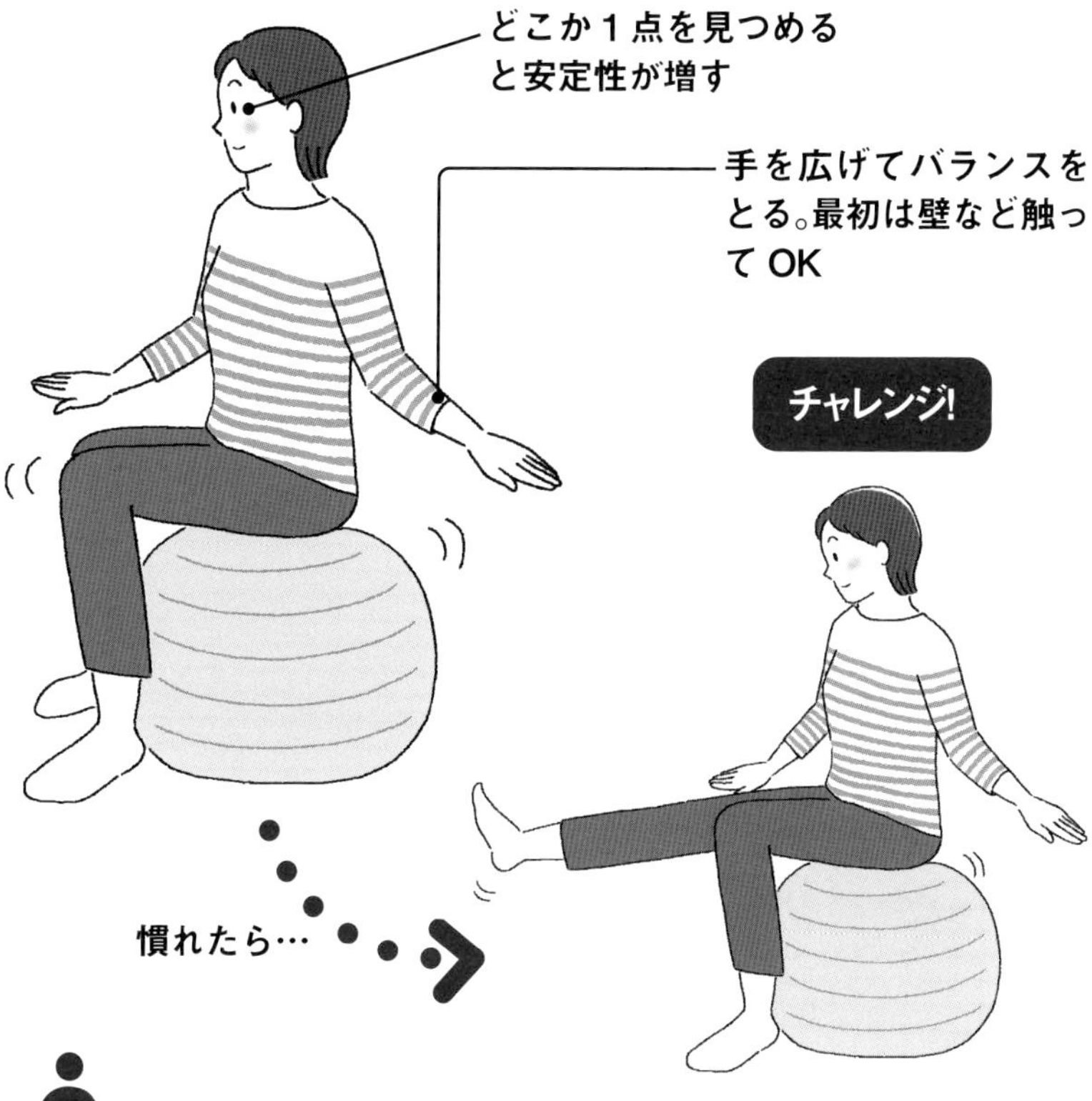
どこか１点を見つめる
と安定性が増す
手を広げてバランスを
とる。最初は壁など触っ
て OK
チャレンジ!
慣れたら…

30 秒から始めて、1 分、2 分、3 分と長くしていく。
慣れたら片足上げを。腕を組むとさらに効果的。

あまり小さなボールだと、立ち上がるのに苦労します。膝が90度に曲がってお尻がつくくらいの大きさで、座ると少し沈み込む程度のかたさが理想です。あまり沈み込みすぎないのも、立ち上がりを容易にするポイントです。

手を広げてバランスがラクにとれるようになったら、手を組み、上肢《じょうし》（腕）による手伝いを使わないでやってみてください。転ばないように、どうぞ気をつけて。

第4章

2カ月で転ばない体に!
簡単トレーニング②
筋力強化

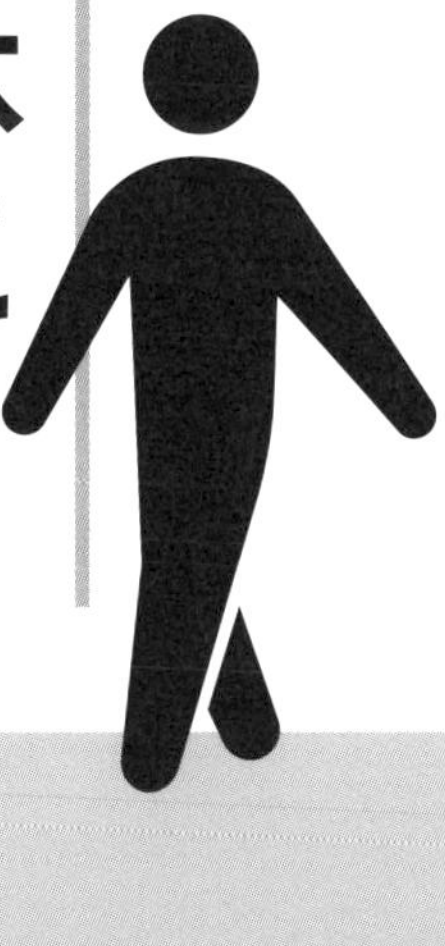

簡単！筋力強化①

かかと上げ筋トレ

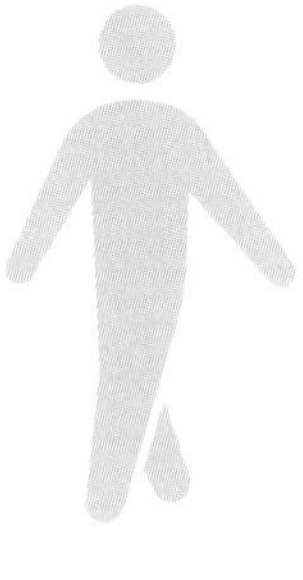

思いきりつま先立ちを。下腿三頭筋を鍛える

本章では、バランス能力に関わる筋肉の筋トレについてご紹介します。

歩くときに安定してぐらつかない力は、かかとを上げるときに主に働く下腿三頭筋《かたいさんとうきん》（ふくらはぎの筋肉）が担います。**下腿三頭筋は、足関節と膝関節をまたいでいるため、膝の安定性にも大きく関与します。**歩行で体を前に押し出す力が高まれば、必然的に歩行は安定します。

65ページとは違い、こちらは筋トレとして行う、かかと上げです。軽く何かに触っていただいて大丈夫です。ただ、強く握ったり手で机を押すようにしたりすると、体を浮かせる作用を手で行ってしまうので、できれば触る程度に。かかとはしっかり高く上げましょう。バレリーナを意識して、つま先立ちをしてください。

かかと上げ筋トレ

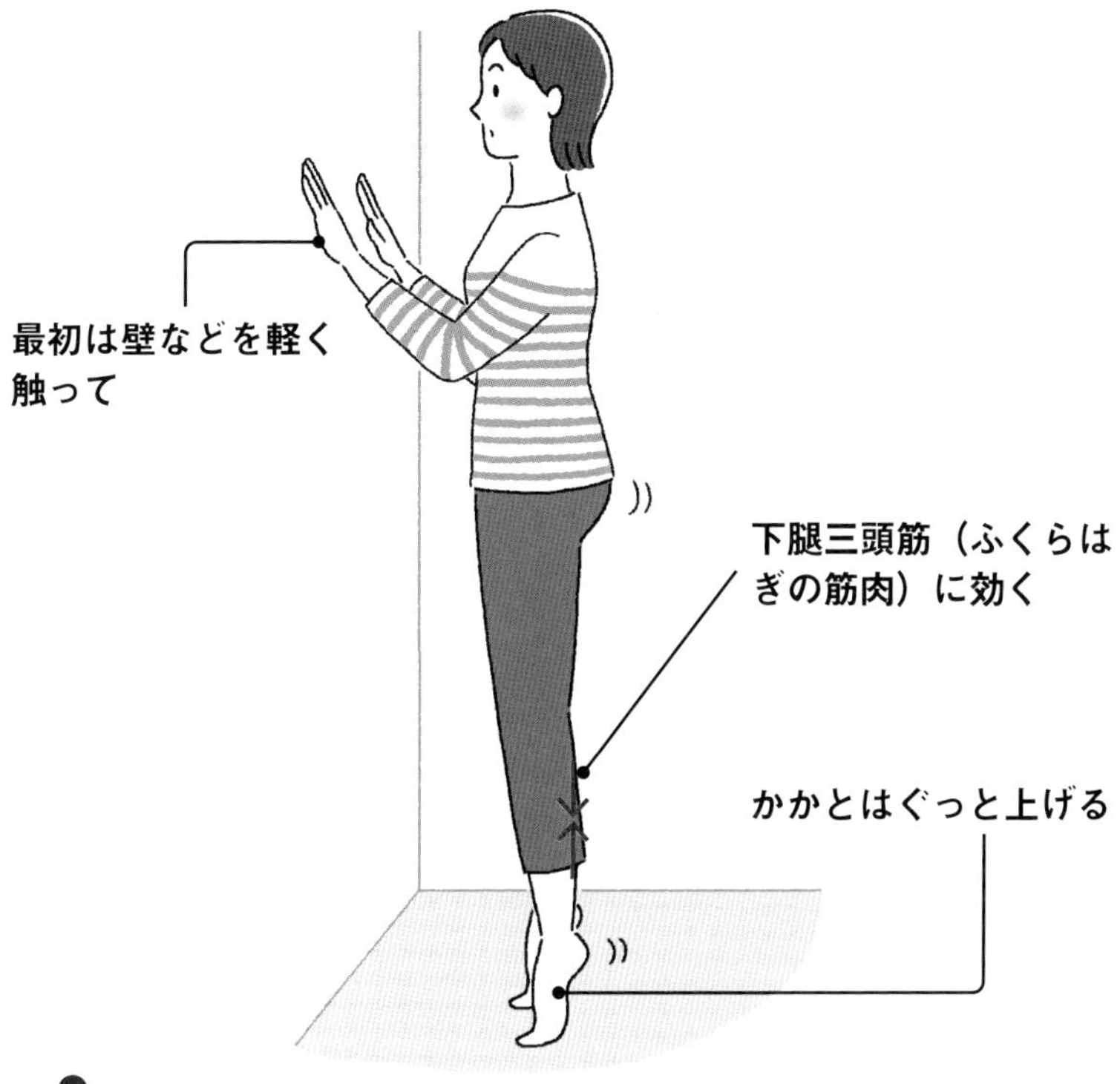
最初は壁などを軽く
触って
下腿三頭筋（ふくらはぎの筋肉）に効く
かかとはぐっと上げる

上げて下ろして、30回。リズミカルに。
かかとを思いきり上げ、つま先立ちをする。

簡単！筋力強化②

段差で足上げ

股関節を曲げる腸腰筋、つま先を上げる前脛骨筋に効く

階段や、ちょっとした段差を利用して、足を1段上に持ち上げる運動をします。左右交互で片足立ちの環境をつくり、前に足を一歩踏み出す練習になります。

足を持ち上げる力、それは股関節を曲げる運動で、腸腰筋《ちょうようきん》という筋を主に使います。歩行で転倒するひとつの理由として、足が思ったより持ち上がっていなかった可能性があります。歩くとき、どの程度足を上げるかは、頭にインプットされた指示として、わざわざ考えることなく自動的に行われるものです。**筋力低下によって足の持ち上がりが低くなると、そこに誤差が生じ、足が引っかかってしまう**のです。

また、階段を登るときにつま先が引っかかるのも、つま先を持ち上げる前脛骨筋《ぜんけいこっきん》の衰えによるものです。こちらも鍛えることができます。

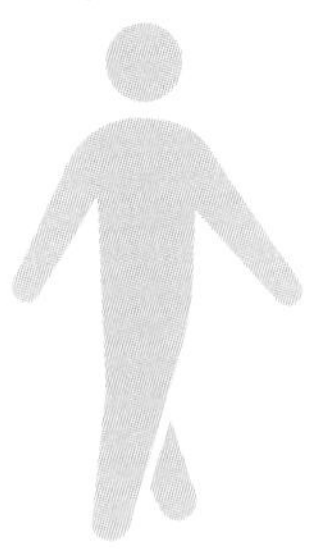

段差で足上げ

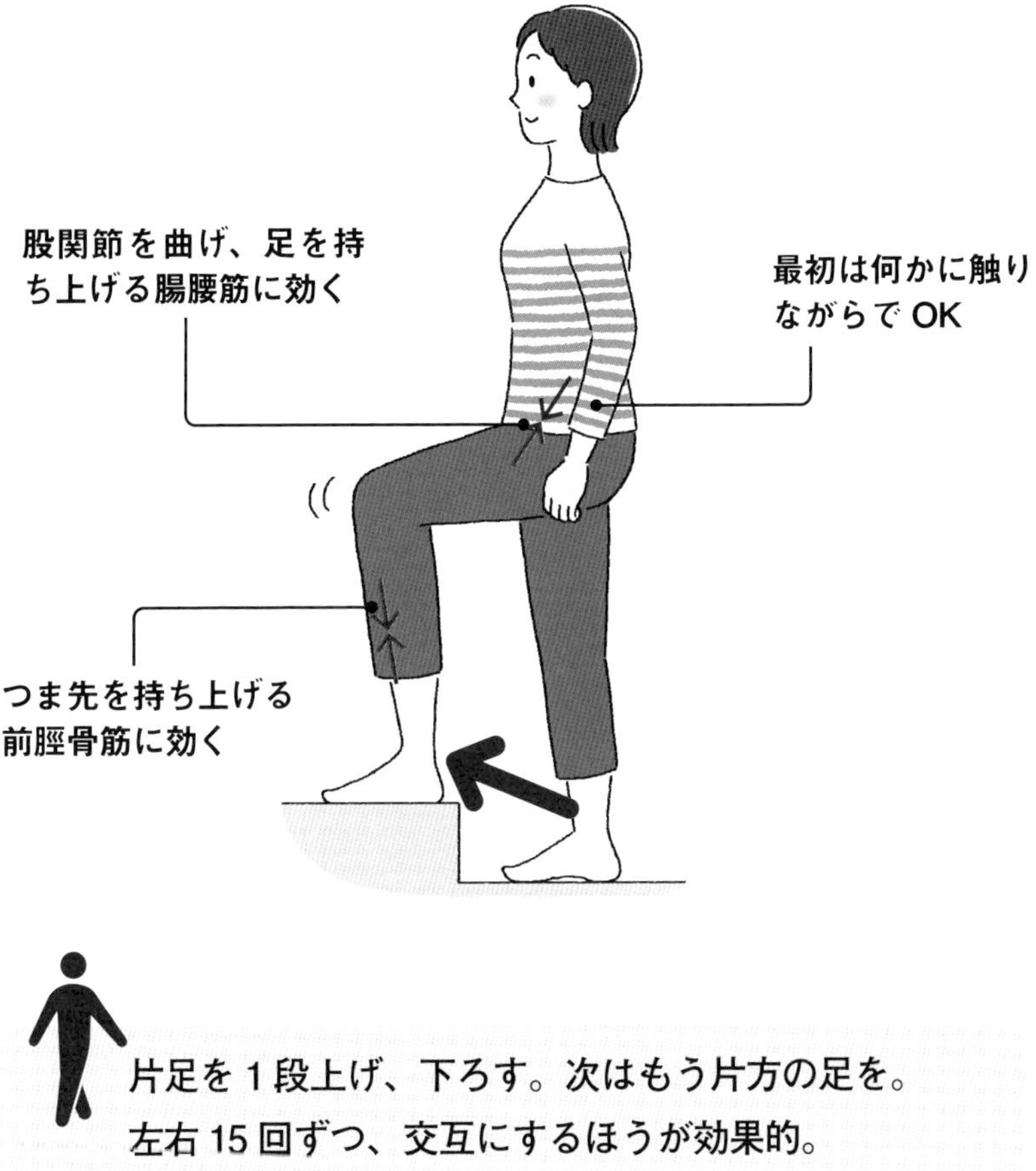
股関節を曲げ、足を持ち上げる腸腰筋に効く
最初は何かに触りながらで OK
つま先を持ち上げる前脛骨筋に効く

片足を 1 段上げ、下ろす。次はもう片方の足を。
左右 15 回ずつ、交互にするほうが効果的。

簡単！筋力強化③

座って腕を振る

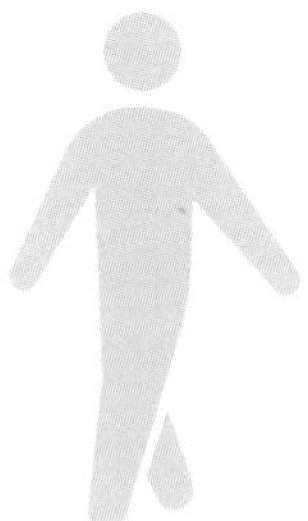

後ろに大きく振って肩甲骨の動き、回旋能力をアップ

通常の歩行は、上肢《じょうし》（腕）を振って体をひねることで前に進みます。そのため、上肢を振る練習をすることで、体の回旋能力が高まります。

年をとると、人は無意識に手を振らなくなります。手を振ることは、ある意味若さの象徴かもしれません。普段の歩きで手を振って歩くよりも、このようなトレーニングを行って能力を高めておくほうが、歩容《ほよう》（歩き方）は変わるように思います。

立った姿勢でも良し、座った姿勢でも良し、上肢を必要以上に大きく振る練習をしましょう。また、私のおすすめは後ろに高く上げることです。前ばかりに気をとられがちですが、実は**後ろに持ち上げる力の筋、体の後ろ側にある筋のほうが低下しやすい**のです。肩甲骨《けんこうこつ》の動きを高め、肩こり防止にも一役買います。

座って腕を振る

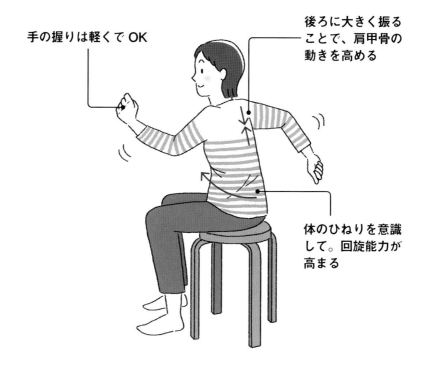

左右の腕を前後に振る1セットを30回。
体のひねりと後ろに大きく振ることを意識して。

簡単！筋力強化④

座った姿勢で片足上げ

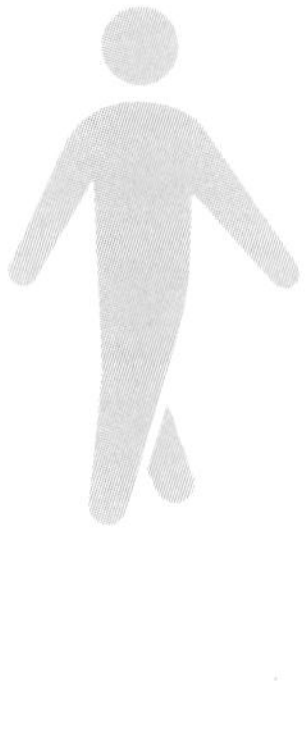

背もたれに寄りかかり、椅子の縁を両手で握って

足上げの筋トレは座ってできます。**主に使う筋は腸腰筋《ちょうようきん》で、立った姿勢で足を1段上に持ち上げる運動と同じ筋肉を使います。**

椅子に座り、両手で椅子の縁を握り、体を固定してください。背もたれに寄りかかってもかまいません。寄りかかって行うほうが、腰にかかる負担が少なくなります。また、ハムストリングスという太ももの裏の筋肉の緊張がとれるため、膝を伸ばしやすくなります。

太ももが座面から離れるように浮かせてください。膝を伸ばそうとする必要はありません。片足を持ち上げて少し止めましょう。これを左右交互に繰り返します。わずかに浮かせるだけでも、腸腰筋はしっかり収縮します。

座った姿勢で片足上げ

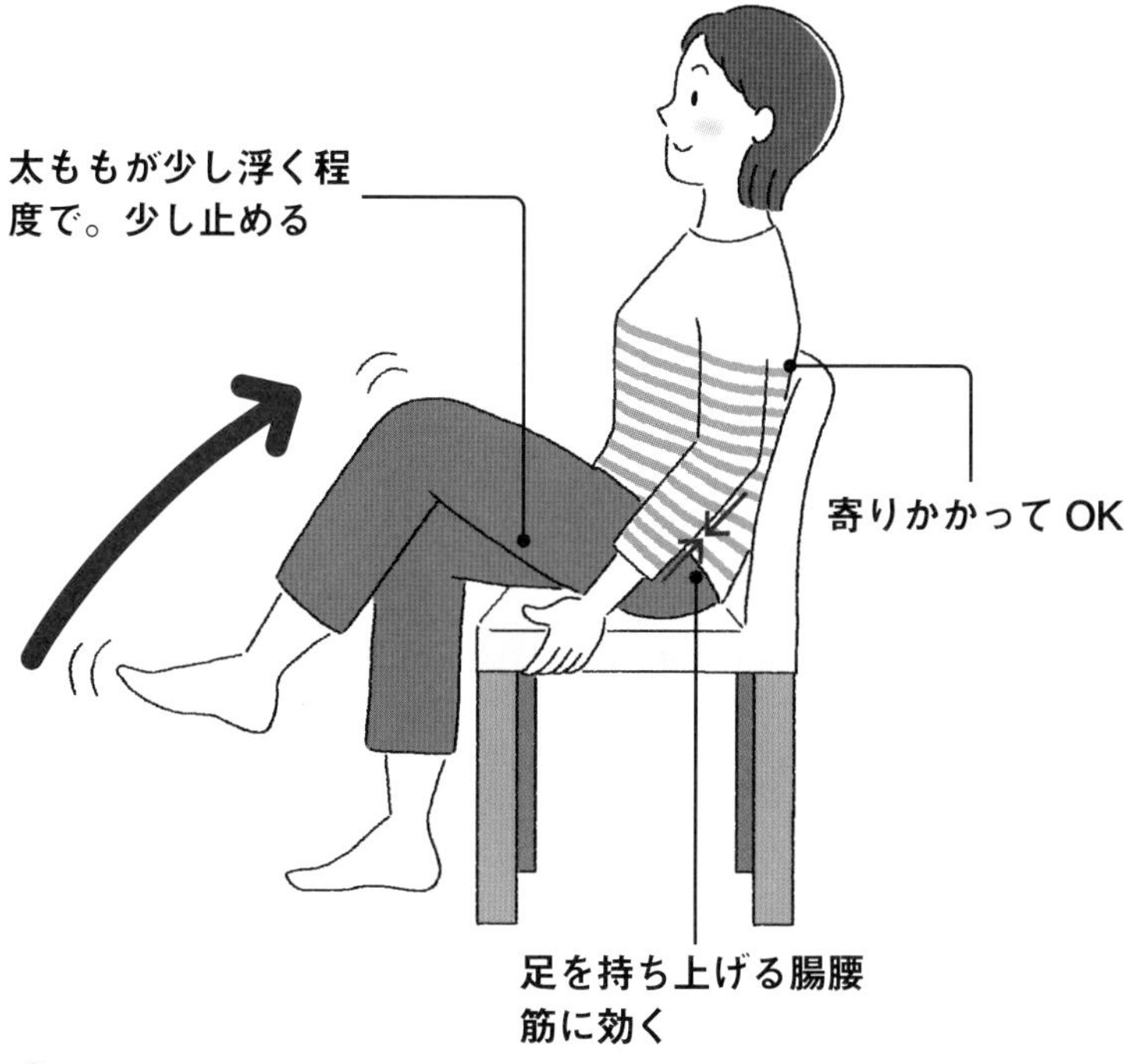
太ももが少し浮く程度で。少し止める
寄りかかって OK
足を持ち上げる腸腰筋に効く

片足を上げたら、少し止める。左右1回ずつで1セットを30回。椅子の縁を持ち、背もたれに寄りかかって。

簡単！筋力強化⑤

足指でタオルをたぐり寄せる

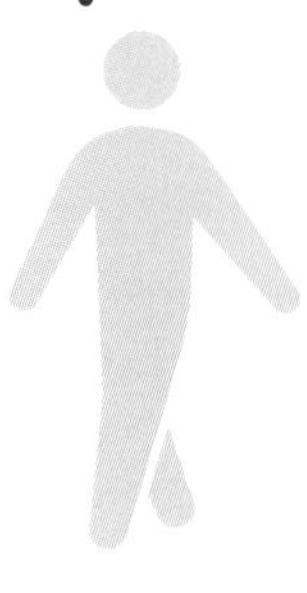

体を前に押し出す「足趾把持」機能

「タオルギャザー」とも言います。足の指（足趾《そくし》）でタオルを手前に引き寄せる運動で、足趾でつかむ**「足趾把持《そくしはじ》」**の力を強化します。

足趾把持とは、足の指で何かをつかむために、というのではなく、歩いているときに足の指で床をつかむように体を前に押し出すうえで、重要な機能です。

床にタオルなどを敷いて、その上に裸足を乗せ、足の指でタオルを引き寄せます。かかとはしっかり床につけて、指先を意識して少しずつタオルをたぐり寄せる動作を繰り返しましょう。**歩行時にしっかりと床面をとらえる感覚が高まります。**

足指でタオルをたぐり寄せる

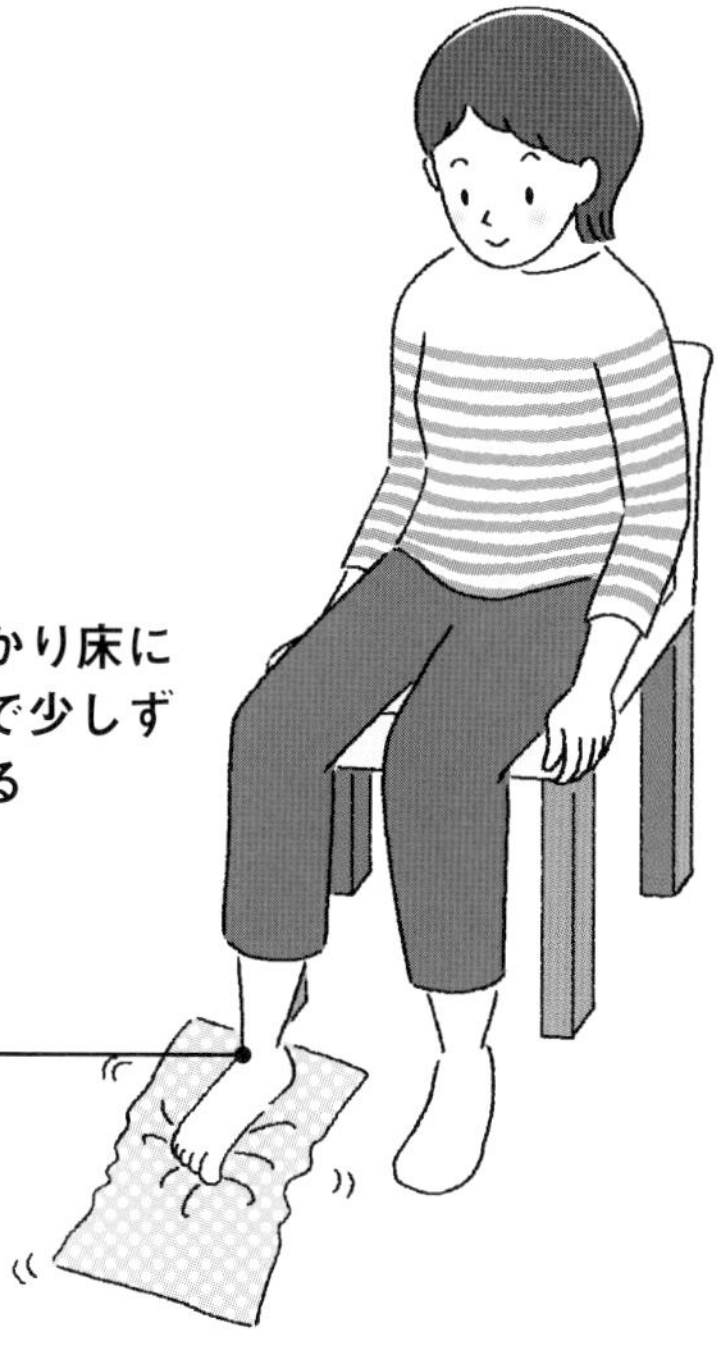
かかとはしっかり床に
つけて、足指で少しず
つたぐり寄せる

左右５回ずつ。タオルはどんなものでも。
足指でつまんで離す、つまんで離すを繰り返して。

第5章

効果大！転倒を避ける生活環境づくり

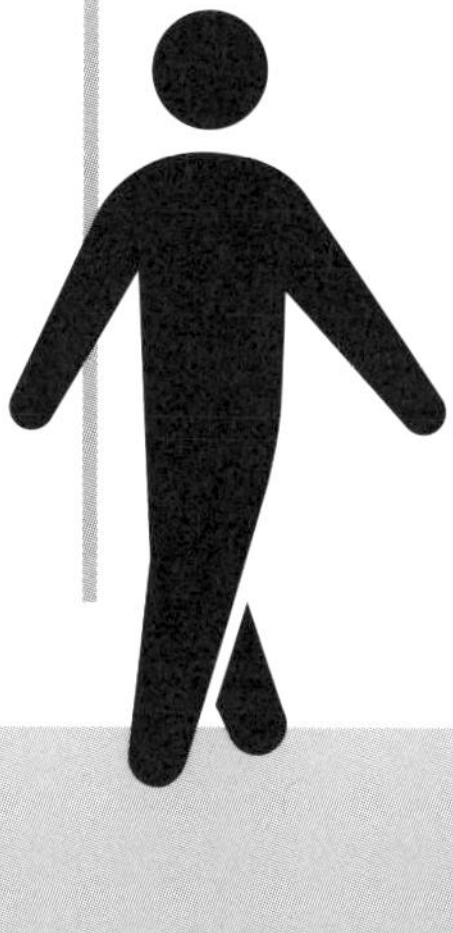

履き物に注意する

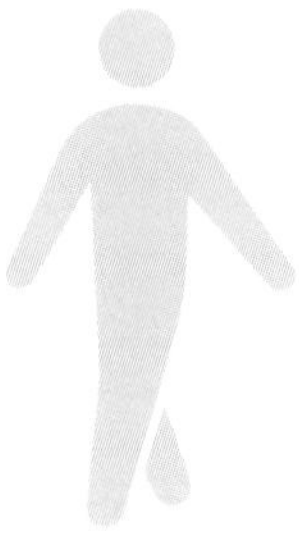

室内では裸足が理想。スリッパ、サンダルは使わない

室内では履き物を使わないことが理想です。

裸足のほうが、より多くの情報を足から頭に伝えられるからです。**微妙な凹凸や傾きなどをしっかり足の裏から受け取り、脳に伝えるのが足底の感覚**なのです。足底に刺激を入れる環境を保つことはとても大切ですが、室内で履き物を使うと、その繰り返しの学習が得られにくくなります。

ただ、年を重ねると寒さ対策も無視できません。その場合は滑りにくい素材を選んだり、足趾《そくし》把持《はじ》機能が使いやすいように、**5本指ソックスを選ぶのもいい**でしょう。

室内でスリッパやつっかけなどを使うのは慎重に判断してください、スリッパはか

履き物に注意

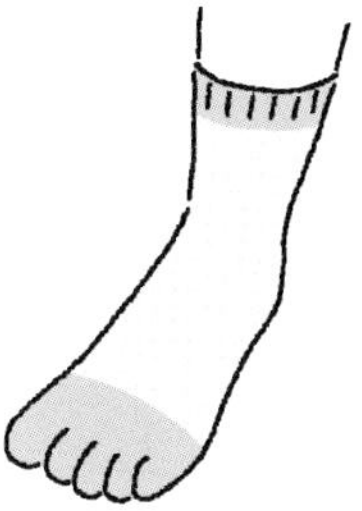

家では５本指ソックス

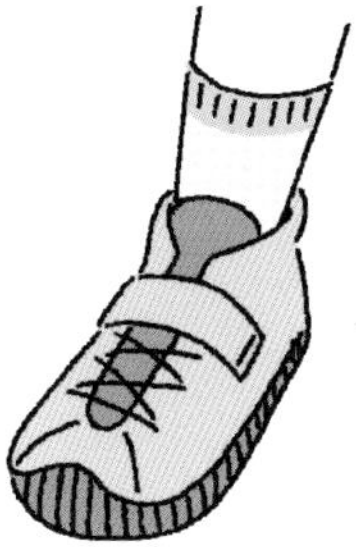

外ではスニーカー

かとを覆っていないので脱げやすく、脱げないようにという意識から、歩行が不安定になりやすいです。

歩くときは、かかとから床面につくのが一般的です。しかし、加齢による足の機能低下の影響で、この「かかと接地」が次第にできなくなりがちです。

そのうえ、サンダルのような、かかとが覆われていない履き物だと、かかと接地はおろか、足の振り出しでもスリッパが脱げないようにとするあまり、**思いきり歩くことができず、すり足になりがち**です。

これは屋外、とくにゴミを捨てに行ったり郵便物を取りに行ったりと、普段使いでサンダルなどを選ばれる方も同じで、不安定さを感じるようになったら履き物をチェックしてみてください。

ヒモ靴はヒモがほどけてしまって、路上で直す必要が出ますので、できるだけヒモ靴でないものを選ぶのもいいと思います。

スニーカータイプの靴は、滑り止め対策もできているものが多いので、ご自身に合ったものを選ばれるといいでしょう。

照明はセンサー付きがおすすめ

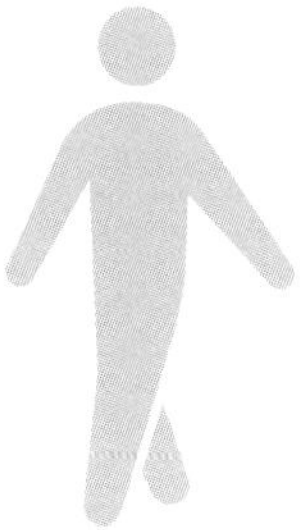

夜間にスイッチを探さずに済むように

照明は今の時代、人感センサーや明暗センサーのものが比較的安価で手に入りますので、高齢の方で、夜間にトイレに行かれる習慣がある方は、利用することをおすすめします。

夜間にうつらうつらしているなかで、暗くて時には寒い環境で起き、立って歩きます。**慣れたところでも、頭ではしっかり指示を出していても、筋の動きが足りないと転倒につながりやすいです。**

また、トイレの用事はあまり待ってくれませんから、暗闇に慣れるのを待つというのはナンセンスでしょう。

突っ張り棒や手すりを家中につける

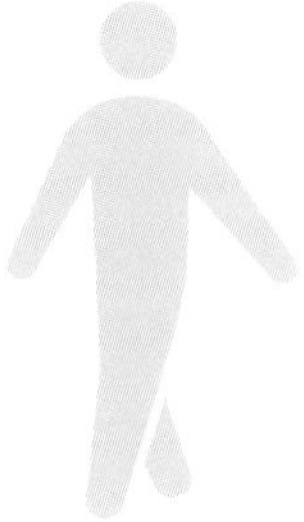

ベッド横やトイレなどに

ある退院予定の患者さんの退院前評価で、ご自宅に伺ったときのことです（退院前評価とは、入院された方がご自宅に戻られる前に、我々理学療法士等が退院先の環境に合わせ、その方の機能や動作の評価をさせていただくこと）。

その方は歩くときにお手伝いが必要な状況でしたが、なんとか自分の家で歩きたいといった気持ちが強く、退院する方向になりました。その際、突っ張り棒を20本くらい設置して、その棒の間に手すりをつける形で、トイレやリビング、ダイニングに移動できる環境をつくりました。

この突っ張り棒は、家庭でも手軽に設置できる優れものです。天井や床の強度などを確認し、しっかりしたところなら取り付けられます。

突っ張り棒を設置

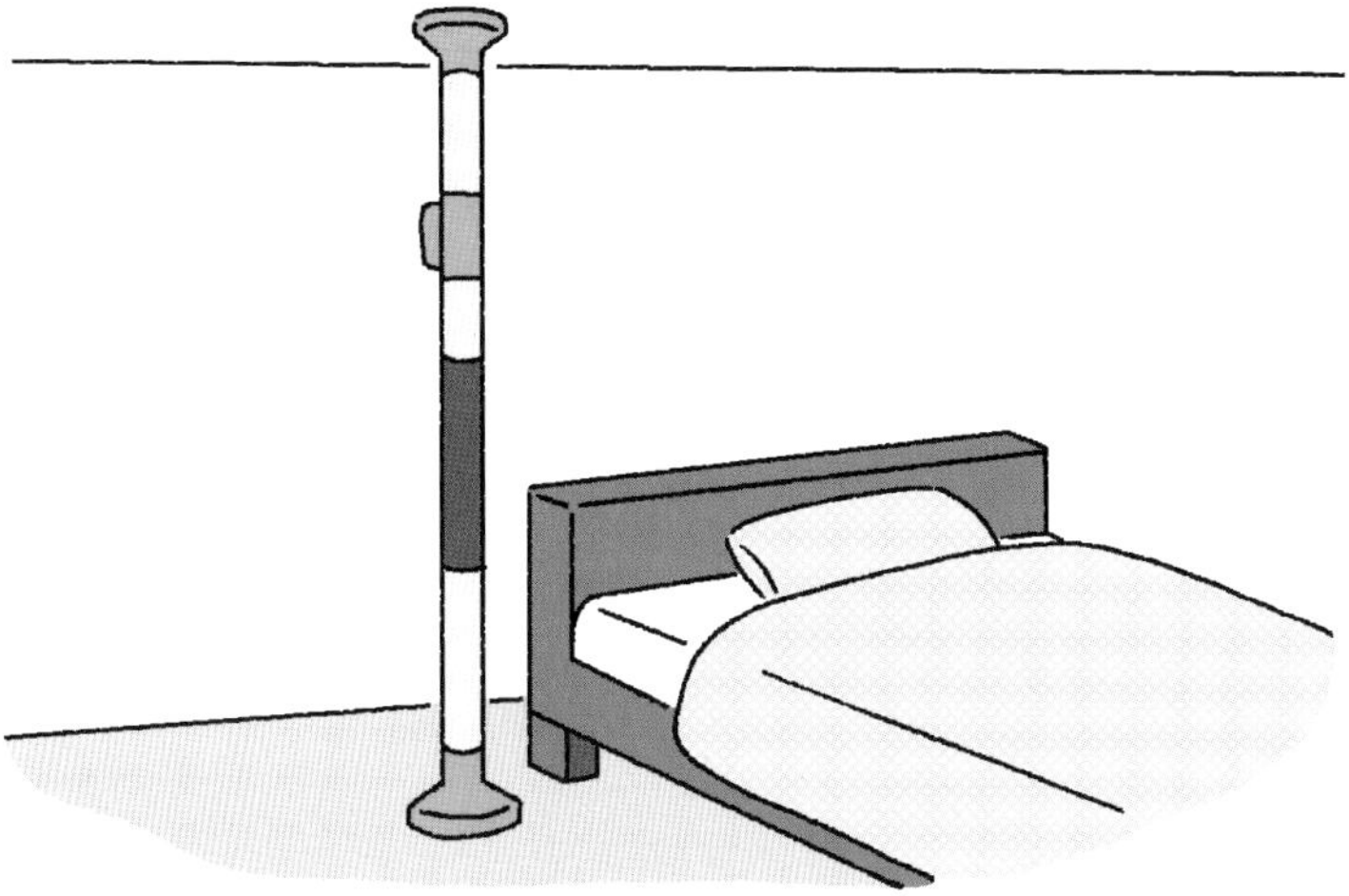

手すりは、ないよりもあったほうが絶対にいいと思います。

特別必要ないと思う突っ張り棒でも、**あるだけでベッドから立ちやすくなったり、寄りかかれたりと有益なことが多い**と思います。

集合住宅などでは、ベランダに設置して、花に水をやるときに座ってできるようにした方もいました。

ベランダでの作業には意外に、方向転換やかがんだ姿勢で行うものが多く、不安定になる場面があります。

段差は工夫次第で解消できる

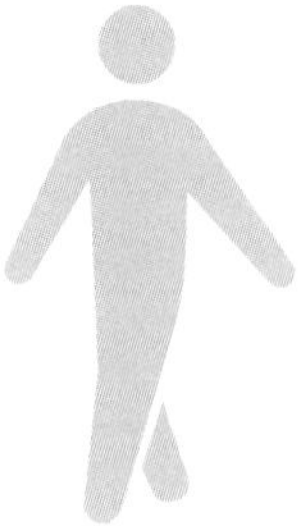

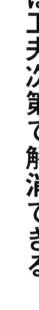

階段は手すりがあれば意外と転倒しない

段差はなければ安全ですが、なければ段差を越える能力が低下する面もある、諸刃の剣です。理想的な考え方は、練習として段差を越えるようにして、普段の生活では段差がない、そのような環境が安全だということです。

また、頭で記憶していなければならない段差の高さがいくつもあるのも、あまりよろしくありません。玄関の上がり框《かまち》、風呂場の段差、居間に入るときの段差や階段の高さなど、あまり複雑になりすぎると、頭が正しい判断をしにくくなります。

いちいちその段差に合わせて、「この段差は15㎝だからね」と頭に言い聞かせたりはしません。すべてが頭の記憶から指示が出されます。15㎝と5㎝であれば、目で見たら瞬時に判断すると思います。でも、**2㎝、3㎝違うくらいの段差だと、足を上げ**

玄関の段差を解消

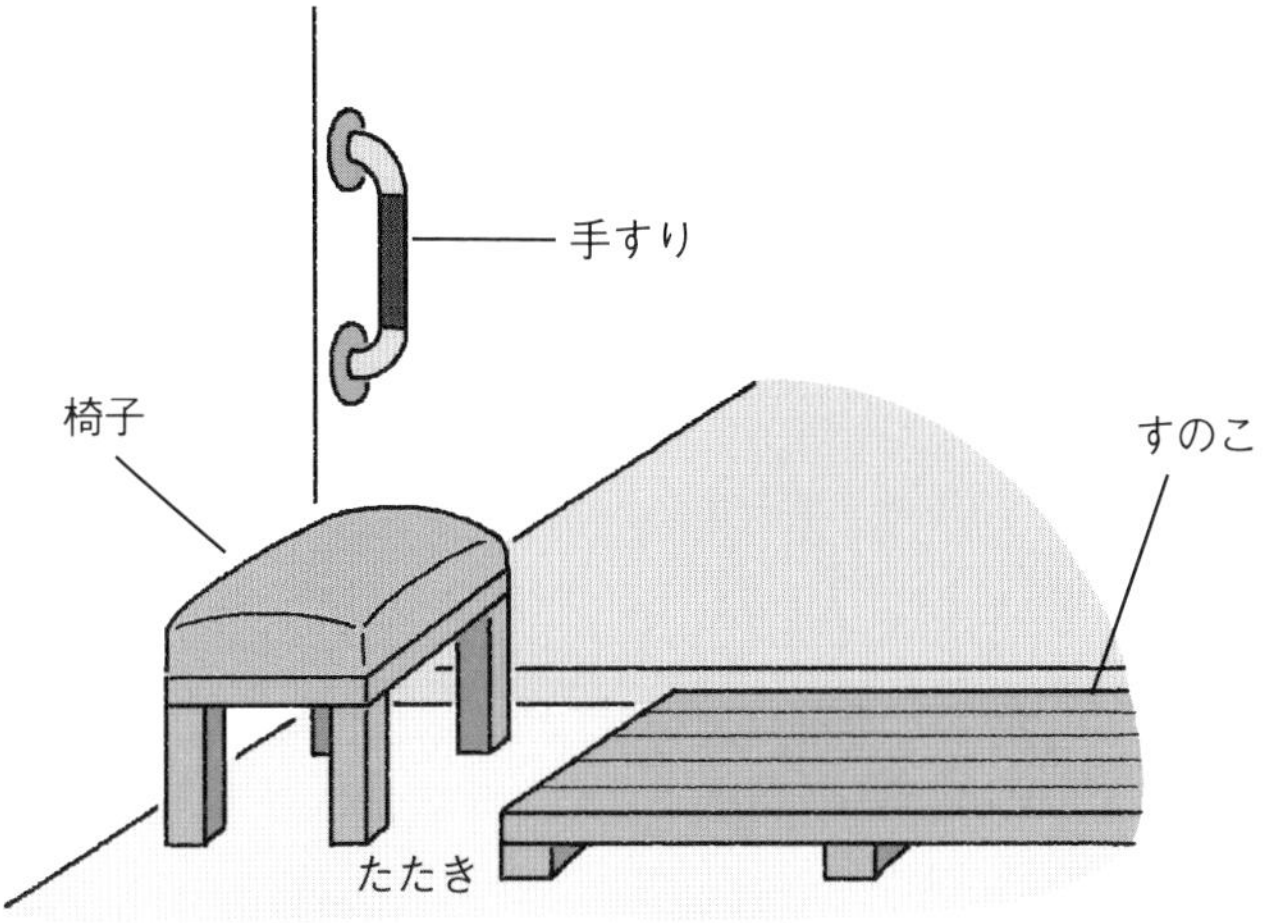

る高さの指示を間違える可能性は少なくありません。このとき、手に湯呑みを持っているなど、「二重課題」をしていると、さらにリスクは高まります。

段差と同じように、階段の昇降は足腰が少し弱ってきているくらいの方には負担です。ですが、手すりの設置などでクリアできます。

明らかに階段を上る、という環境で転倒する可能性は少ないと言えます。**階段はこわいので、用心して上り下りされると思います**。

ただし、能力に応じて、手すりを両側につけるなどの配慮は重要です。

玄関はすのこで高さ調節。靴を履くとき用の椅子を

玄関の段差は、家庭によって差があると思います。最近ではバリアフリーの住宅も増えましたが、まだまだ10㎝、15㎝と段差があるご自宅もあるでしょう。一軒家の場合は20㎝程度あることも少なくないように思います。一般的な階段の高さが15㎝程度と言われますので、それを超えるとけっこうな段差になります。

足腰に不安がある方は、手すりの設置や、すのこのような高さを緩和するものを敷いたりするといいでしょう。また、靴を履くときも不安定になりやすいので、椅子を設置して靴を履くときは座るようにすると、転倒のリスクは減ります。

杖を上手に使う。折りたたみタイプもある

ふらついた経験のある人には安心材料に

一本杖を使うと、最大で体重の15％程度の重さを受けてくれますし、支えがひとつ増えるので圧倒的に安定感が高まります。

代表的な杖がT字杖というタイプのものです。一般的なものは2000円から3000円程度で手に入ります。長さの調整機能もついているので、専門家が切ったり調整したりする必要がありません。

長さの基準は、杖先を体の前に15cm、横に15cm出したところにつき、肘関節が15～30度ほど軽く曲がった状態とされています。**握り手は、大腿骨《だいたいこつ》にある大転子《だいてんし》（股関節の出っ張った骨）のところに来るように**、理学療法士は設定します。

とはいっても、運動の効率を考えて、その高さはある程度任意に設定していいと思

います。肘関節が伸びきった状態で使うのだけは避けましょう。

文字通り「転ばぬ先の杖」ですので、多少ふらついた経験がある方は杖を持つことをおすすめします。

最近ではおしゃれな杖も増えました。登山やウォーキングに使う杖などもあります。折りたたみ杖を使えばかさばらず、電車に乗ったときにカバンに入れたり、車に乗ったときに畳んでおくこともできます。何より、**調子の良し悪しで使い分けることもできます**。「転ばぬ先の杖」と「備えあれば憂いなし」を意識してみてください。

杖の使い方

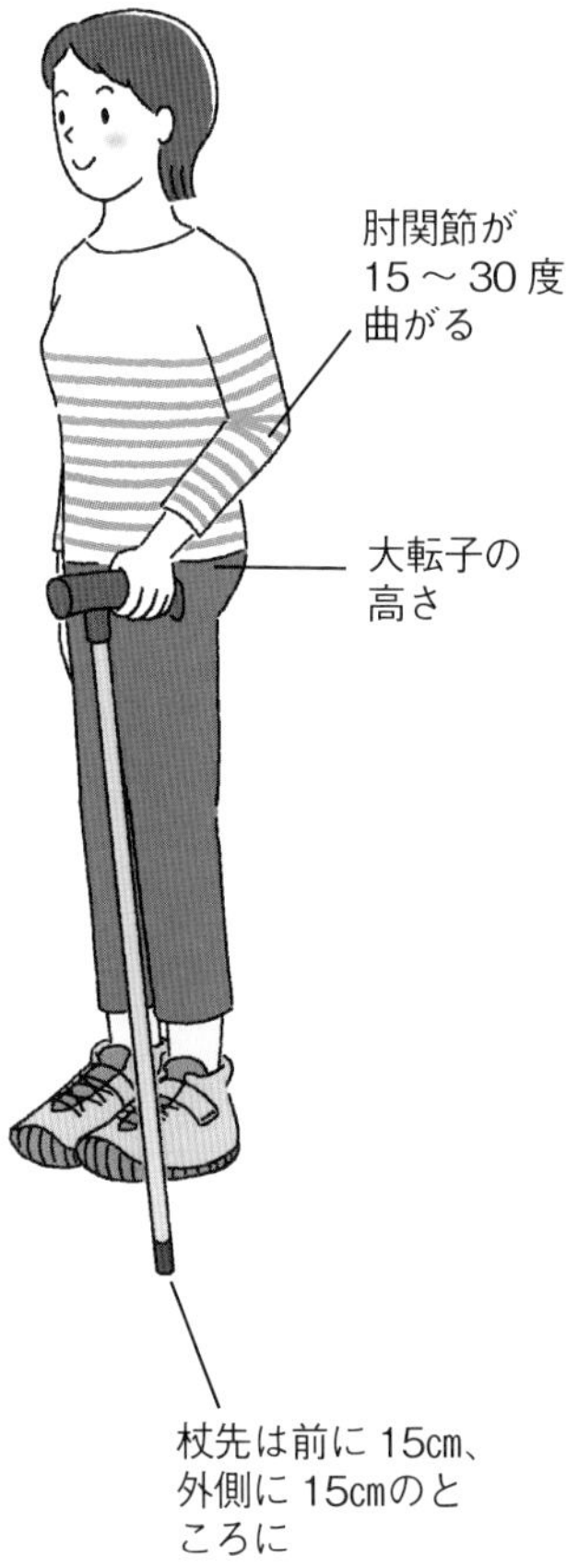

第6章

転んで骨折したときの最先端の治療方法

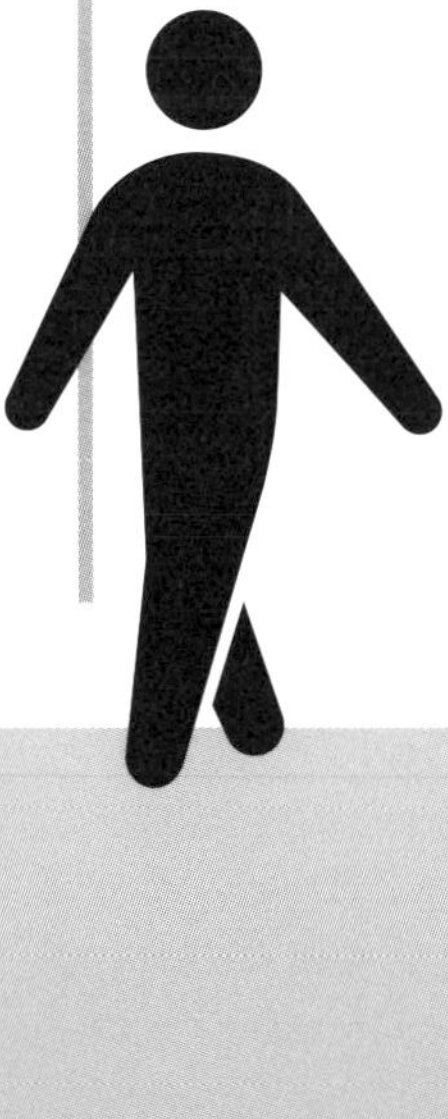

高齢者の転倒で多いのは股関節の骨折

とっさに手が出ず、そのまま地面に倒れて

第１章で述べたように、高齢者が転倒をして骨折するのは、股関節が多くなっています。股関節は両脚の付け根、骨盤と大腿骨（太ももの骨）をつなげる関節です。「大腿骨頸部《だいたいこつけいぶ》／転子部《てんしぶ》骨折治療ガイドライン（改定第２版）」によると、大腿骨頸部／転子部骨折は、２００７年発生数は男性が約３万１千人、女性が約11万７千人だったのが、２０２０年には約25万人、２０３０年には約30万人になると予想されています。圧倒的に女性の発症が多いことがわかります。大腿骨頸部、転子部とは、左のイラストにある通りです。

同調査による人口１万人当たりの発生率を年齢別に見ると、大腿骨頸部骨折の発症は50代以降から徐々に見られ始め、70代以降から女性を中心に大きく増加していると

大腿骨頸部／転子部とは

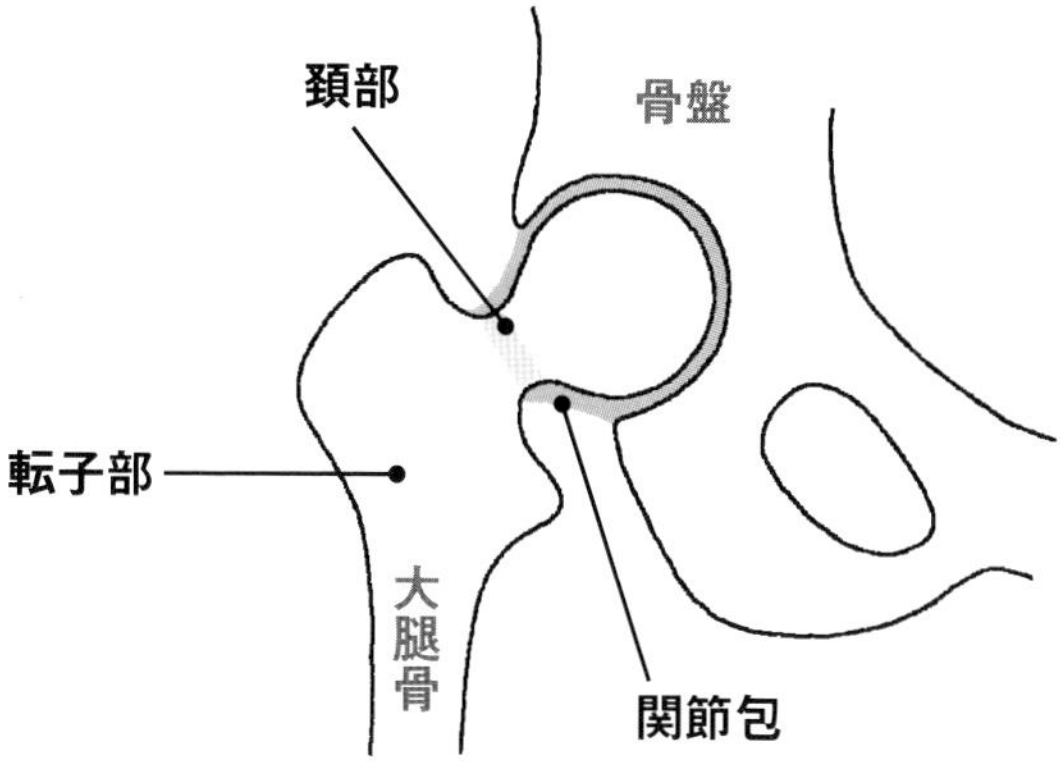

いう結果も出ています。

また、残念ながら、大腿骨近《だいたいこっきん》位部《いぶ》骨折（大腿骨頸部／転子部骨折）をした高齢者は、1年以内の死亡率がわが国では10％前後、海外では10～30％とも言われています。

生命予後に影響する因子としては、性別（男性のほうが不良）、年齢（高齢ほど不良）、受傷前の歩行能力（低いものほど不良）、認知症（有するほうが不良）と言われています。

併存疾患《へいぞんしっかん》があるところに骨折が加わることで、新たな問題を引き起こすのだろうと思いますが、いずれにせよ大腿骨近位部骨折はやりたくないものです。

大腿骨頸部骨折を起こしてしまうと、脚の付け根のところに痛みが起こるので、ほとんどの場合、立ったり歩いたりすることができなくなります。

この骨折は、骨粗鬆症《こつそしょうしょう》で骨がもろくなってしまった高齢者に見られることがほとんどです。なので、大腿骨頸部／転子部骨折は、高齢化とともに前述のように年々増加して、２０３０年には約30万人と予想されているのです。

大腿骨は、握りこぶしをつくって手首を曲げたような骨なので、その首の部分で体を支えています。**曲がった首のところは、転倒や転落のときに、外力《がいりょく》（外から加えられる力）が集中しやすく、骨折しやすいのです。**

大腿骨近位部骨折は英語の論文の影響で、大腿骨頸部／転子部骨折というような言い方をしますが、「大腿骨頸部内側骨折《だいたいこつけいぶうちがわこっせつ》」という股関節の中で折れる場合と、「大腿《だいたい》骨頸部外側骨折《こっけいぶそとがわこっせつ》」という股関節の中よりもう少し膝側の関節外で折れる場合の、２つに分ける言い方もあります。

骨折の治療法には どんなものがある？

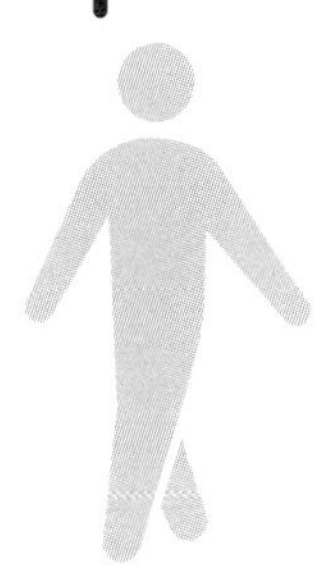

骨粗鬆症、認知症との関係

大腿骨頸部骨折を起きやすくしてしまう主な原因は、骨粗鬆症です。骨粗鬆症とは字のごとく、骨がスカスカになってしまい、骨の強度が低下してしまう病気です。とくに高齢の女性に多く発症します。

ですから、骨の強度が弱いために、比較的小さな外力で大腿骨頸部骨折を発症しているケースが多くを占めています。寝たきりの状態にある高齢者などで、骨の強度が著しく弱くなっている方の場合、おむつ交換時や就寝時などに大腿骨頸部骨折を発症してしまうケースさえあります。

さらには、痛みの感じ方も、患者さんの認知機能の問題や骨折の程度で違ってきます。**骨折時に骨がほとんどずれずヒビが入ったような場合、痛みは感じても歩行がで**

きてしまう方もいます。そのため、骨折していることに気がつかないこともあるので、注意が必要となります。

中等度以上の認知症の患者さんの場合も、驚くことに痛みの症状を訴えない方もいます。いつもと違った動きをするので、周りの人が気づき、レントゲンなどでわかることもあります。

骨折の治療は、「手術」あるいは、手術をしない「保存療法」になります。

多くの場合、保存療法では、折れた足を引っ張る牽引《けんいん》療法で骨がくっつく（骨癒《こつゆ》合《ごう》）のを、リハビリテーション治療をしながら待つということになります。

たいていの大腿骨近位部骨折は手術になります。高齢者の骨折でも手術可能です。全身状態などが悪ければ手術はできませんが、逆に全身の状況を見て手術の可否を判断をするので、年齢を聞いて驚く場合も多々あります（元気なので手術をすることになったが、余裕で90歳を超えている人がいたり、見た目は70歳でしょう……という人がいたり）。

ベットに寝ていると、1日に数%ずつ筋力は確実に落ちていくので、ただでさえ高

大腿骨近位部骨折の手術方法

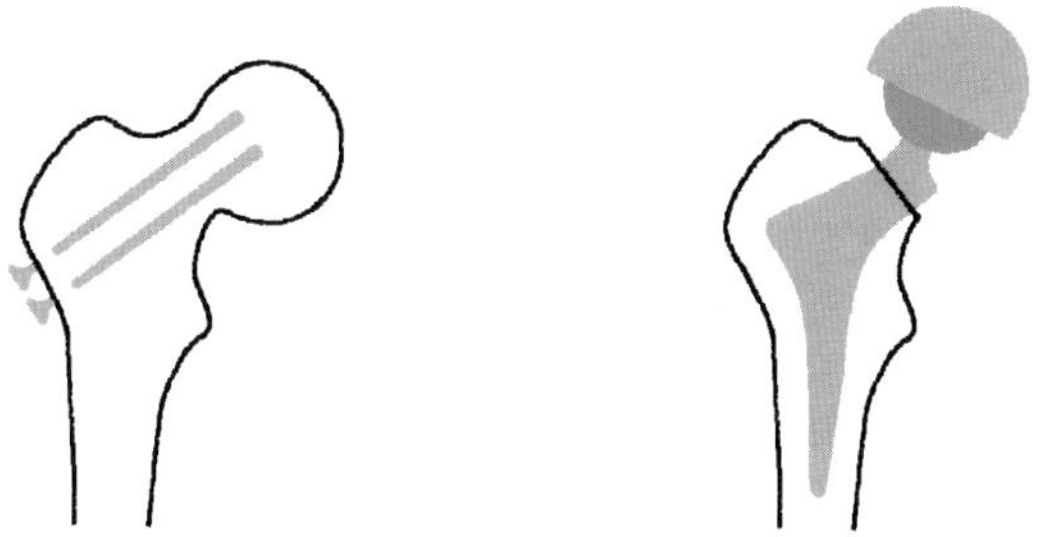

骨接合術　　人工骨頭置換術

齢で筋力が弱い人は早く手術をしたほうがいい、ということになります。

手術法も、私が医者になった頃に比べれば格段に良くなり、早期にリハビリテーション治療が行えるようになってきたからです。

骨接合術と人工骨頭置換術

大腿骨近位部骨折の手術には、「骨接《こっせつ》合術《ごうじゅつ》」と「人工骨頭《じんこうこっとう》置《ち》換術《かんじゅつ》」があります。

骨接合術とは、骨折している部分を金属などの部品で固定し、つなぎ合わせる手術法です。2～3本のスクリューやピンなどの部品を用いて、骨を固定します。

骨折の状態によって、適切な固定法を選択することになります。

人工骨頭置換術とは、骨折部の頚部《けいぶ》から骨頭《こっとう》までの部分を切除して、セラミックやポリエチレン、金属などでできた人工骨頭に置き換える手術方法です。

骨接合術か人工骨頭置換術のどちらにするかは、おおよそ、折れた部位にズレが生じているかどうかが決め手になります。ズレが大きいと、術後の骨癒合が得られにくくなるからです。

骨粗鬆症があると、ちょっとした外力で頚部内側骨折が起こりやすいと書きましたが、よくあるのは、高齢者が数日前から足の付け根を痛がっていたが、歩けるので放置していた。それが、急に立てなくなったと言って、病院に来られるケースです。

よく話を聞くと、床に手をつくくらいの転倒をしたとか、足をねじってしまったとか、原因になることがしばしばあります。おそらく立てなくなったとき、骨折部で「転位《てんい》」（ズレ）が生じたと考えられます。

なので、**骨折部の転位が小さな場合には骨接合術、骨折部の転位が大きな場合には人工骨頭置換術**、というのが一般的な考え方です。

骨接合術を、ズレが大きな骨折部に行うと、術後の骨癒合が得られにくく、偽関節《ぎかんせつ》

ガーデン分類

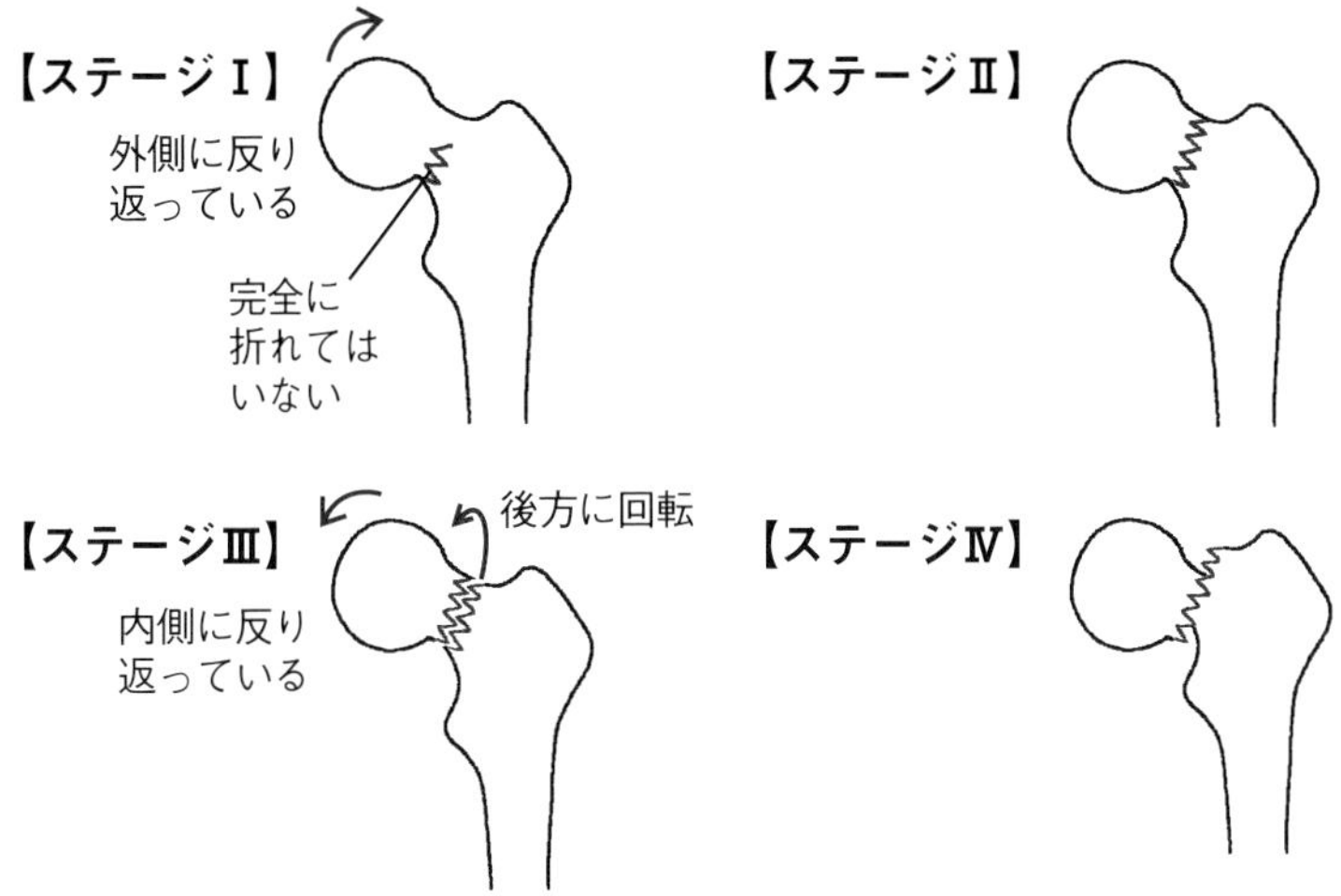

（骨がしっかりくっつかずグラグラした状態）をつくってしまったり、大腿骨頭《だいたいこっとう》の壊死《えし》を発症する可能性が高くなるからです。

「ガーデン分類」によって選択

大腿骨頸部骨折は、骨折の程度やズレ（転位）の状態によって、ステージⅠ～Ⅳの4段階に分類されます。これを「ガーデン分類」と言います。

●ガーデン分類

・ステージⅠ…不完全骨折（骨にヒビが入っている状態）でもっとも軽度

・ステージⅡ…完全骨折ではあるが、転

位がない

・ステージⅢ…完全骨折で、転位がある

・ステージⅣ…完全骨折で、大きな転位がある

また、ステージⅠ・Ⅱは非転位型、ステージⅢ・Ⅳは転位型と呼ばれます。このガーデン分類をもとに、レントゲン検査で骨折の程度を確認したうえで、治療法を選択するということになります。

「もう一度転ばない」よう、家に帰ってからが大事

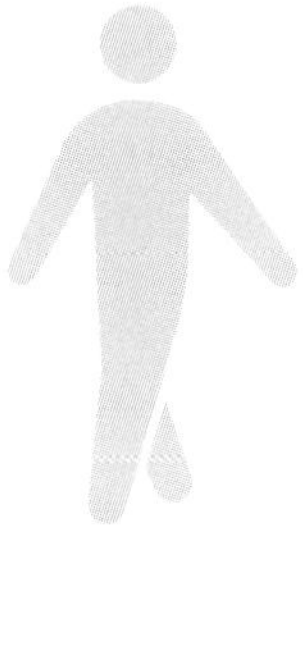

体づくり、環境づくりの両面から転倒予防を

今、歩いている人が股関節の骨折をしても、典型的な骨折なら人工骨頭置換術などの手術をして、1ヵ月以内で退院となります。不安な人、リハビリテーション治療がさらに必要な人は、回復期リハビリテーション病棟で入院訓練が引き続きできます（主治医との相談が必要です）。

骨接合術で2～3本のスクリューやピンなどの部品を用いて、しっかり固定することができるなら、さらに入院期間は短くなるものです。

手術によって骨折の治療はできたとしても、それで終わりではありません。「もう一度転ばない」ようにすることが重要です。

転倒について、病院の場合だと大きく分けて、もっとも注意しないといけない時期が2つあります。

ひとつは、入院してきてからの1週間です。環境に慣れないために起こるケースです。もうひとつは、**入院して治療し、いろいろ良くなってきた頃、つまりは活動範囲が増えたとき**です。

自宅に帰ってきたときも同様です。まず、転びにくい環境整備をすること。本書でも述べてきたように、照明や手すり、履き物などの工夫です。また、転ばない体づくりをしていくことです。バランス能力や筋力を鍛えるトレーニングを行います。

さらに、転倒しても大腿骨頸部骨折をしないようにするために、骨粗鬆症の診断と治療をしっかり行わなければなりません。

骨粗鬆症の治療では、薬物療法、食事療法、運動療法の3つをバランスよく行うことが基本です。これについては、前著『何歳からでも 丸まった背中が2ヵ月で伸びる！』で詳しく解説していますので、参考にしてください。

おわりに

在宅勤務やテレワークが一般化してきている昨今、「不活動生活」、つまり動かないでいる日常が定着し、日に日に体の機能を低下させている可能性が高いと思います。そして、この状況が加速することが懸念されています。

運動の専門家として気になるのは、この変化が、人が安定して歩いたり生活したりするうえで重要なバランス能力を低下させる、大きな要因になるということです。

何より人はみな、動いて常に不安定になる要素を学んで学習しています。わずかにバランスを崩したときに、大脳がそうならないように対応し、体の仕組みを調整しているのです。入院による不活動な生活では、この学習する機会が減り、動くことで筋力を保つことができなくなります。

通常、みなさんは1日に少なくとも2000歩や3000歩は歩いています。仕事をされている方は7000歩とか1万歩、多い日だと1万5000歩くらい歩きませんか？

しかし、入院された患者さんの多くは、1日に200～500歩くらいしか歩きません。歩く必要がなくなるからです。それが数ヵ月続くと、みなさん歩行能力の低下や歩くことへの不安を感じるようになります。

在宅生活では、この入院患者さんの数字に近くなると思います。ぜひ、スマホの歩数計を見て、ご自身の不活動具合を確認してみてください。不活動は筋力を下げ、大脳が微調整している、転ばないための修正を行う機会を減らします。

それを避けるためにも、自らしっかり動く機会をつくる必要が、どうしてもあるのです。

誰もが自分の足で歩きたいという希望を持っていますよね。私も同じです。

普段の生活で、転ぶということを気にされない方も多いと思いますが、Xデーはある日急にやってきます。転んでバランス機能が下がったことを自覚するまで、誰もが自分は大丈夫と思っているものです。

リハビリテーション医療は、疾患により下がった体の機能、様々な要因が関係して生じる能力の低下を問題として見極め、治療する医療です。

そこでわかるのが薬と同じで、なにより定期的に行うこと、継続することが大事だということです。継続できれば、今持っている機能や能力を高めることは十分可能です。

安保教授と真剣に話し合い、2ヵ月という期間を設定しました。継続が一番重要です。今の2ヵ月、来年の2ヵ月、絶対今だと思います。一緒にがんばりましょう。

中山恭秀

〈著者紹介〉

安保雅博（あぼ・まさひろ）

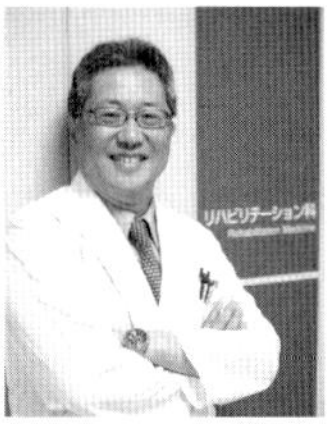

◇—リハビリテーション科医／博士（医学）。東京慈恵会医科大学附属病院副院長。リハビリテーション科診療部長。
1990年東京慈恵会医科大学卒業。1998年～2000年までスウェーデンのカロリンスカ研究所に留学。2007年よりリハビリテーション医学講座主任教授。2016年、同病院副院長に就任。
◇—リハビリテーション治療のパイオニア。脳卒中後遺症が専門。重度麻痺に対する筋肉注射のボツリヌス療法は有名。これまで1万5000回以上の施行を行う。軽度及び中等度の麻痺に対する、反復性経頭蓋磁気刺激療法と集中的リハビリテーションを組み合わせた、治療体系NEURO®を世界で初めて施行し、成功。
東京都から指定を受けた地域リハビリテーション支援センターとして、地域集会所で出前講座を80回以上開催。多くの高齢者に「寝たきり予防法」を伝えてきた。
◇—著書に中山氏との共著『寝たきり老後がイヤなら 毎日とにかく歩きなさい！』『何歳からでも 丸まった背中が2ヵ月で伸びる！』（すばる舎）、編著書、監修書に『脳卒中マヒが改善する！腕と指のリハビリ・ハンドブック』『脳卒中の重度マヒでもあきらめない！腕が上がる 手が動く リハビリ・ハンドブック』（講談社）などがある。

中山恭秀（なかやま・やすひで）

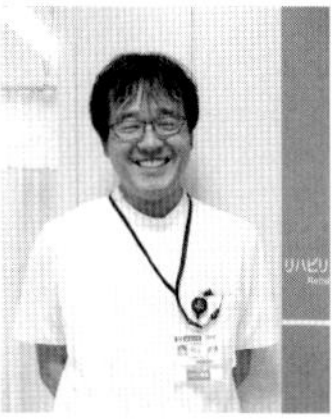

◇—理学療法士／博士（リハビリテーション科学）。東京慈恵会医科大学附属病院リハビリテーション科技師長。広島大学医学部客員教授。1992年に東京都立医療技術短期大学卒業。1998年に明治学院大学卒業、2001年に筑波大学大学院リハビリテーションコース修了、2012年に筑波大学大学院人間総合学科研究科修了。2013年から分院技師長を経て現職。4つある附属病院の統括所属長として、多くの理学療法士や作業療法士等を束ねる。2021年よりリハビリテーション医学講座准教授。
◇—臨床経験28年、あらゆる領域の理学療法を担当。なかでも脳卒中後の片麻痺やパーキンソン病など、「中枢神経系」の問題で生じる歩行障害や動作障害の改善について、三次元動作解析などをもとに研究。また、加齢による運動機能·能力の変化なども注意深く観察し、どういう人が転びやすいか、歩くことや立ち上がる動作を達成するにはどうすればいいかなど、素朴な問題を研究し報告してきた。
「患者さんを目の前にして何ができるか」を追究する日々。臨床業務や後進の指導に奔走する傍ら、講習会や講演、大学での非常勤講師、連載執筆、所属学会の雑誌編集や論文査読委員、学術大会におけるシンポジストや座長なども積極的に行っている。
◇—著書に安保氏との共著『寝たきり老後がイヤなら 毎日とにかく歩きなさい！』『何歳からでも 丸まった背中が2ヵ月で伸びる！』（すばる舎）、編著書に『臨床データから読み解く理学療法学』『3日間で行う理学療法臨床評価プランニング』（南江堂）などがある。

カバーデザイン	小口翔平＋加瀬梓（tobufune）
本文デザイン・図版	荒井雅美（トモエキコウ）
イラスト	中村加代子
編集担当	水沼三佳子（すばる舎）

家でも外でも 転ばない体を２ヵ月でつくる！

2021年 2月28日　第1刷発行
2021年 4月14日　第2刷発行

著　者――安保雅博／中山恭秀
発行者――徳留慶太郎
発行所――株式会社すばる舎
東京都豊島区東池袋3-9-7 東池袋織本ビル　〒170-0013
TEL　03-3981-8651（代表）　03-3981-0767（営業部）
FAX　03-3981-8638
http://www.subarusya.jp/
印　刷――ベクトル印刷株式会社

落丁・乱丁本はお取り替えいたします

ISBN978-4-7991-0946-5